CACTUS ENTEÓGENOS

Markus Berger

CACTUS ENTEÓGENOS

CÁÑAMO
EDICIONES

Título original: *Psychoaktive Kakteen*

Traducción: Francesc Miralles y Katinka Rosés
Diseño de cubierta: Ramon Julià
Fotografía cubierta: Enric Dagà
Fotografías interior: Enric Dagà, Christian Rätsch,
Markus Berger y Claudia Müller-Ebeling
Asesor legal: Pedro Caldentey

Cervantes, 7, entresuelo – 08002 Barcelona
Tel.: 93 317 01 30 – Fax: 93 412 16 19
www.canamo.net

Impresión: Sprint Industrias Gráficas S.L. Leganés, Madrid

ISBN: 84-931026-9-5
Depósito legal: M-34135-2004

El material contenido en este libro se presenta como información que debería estar al alcance del público. Ni el editor, ni el autor, ni el traductor, ni nadie involucrado en la creación de esta obra aboga por el quebrantamiento de la ley.

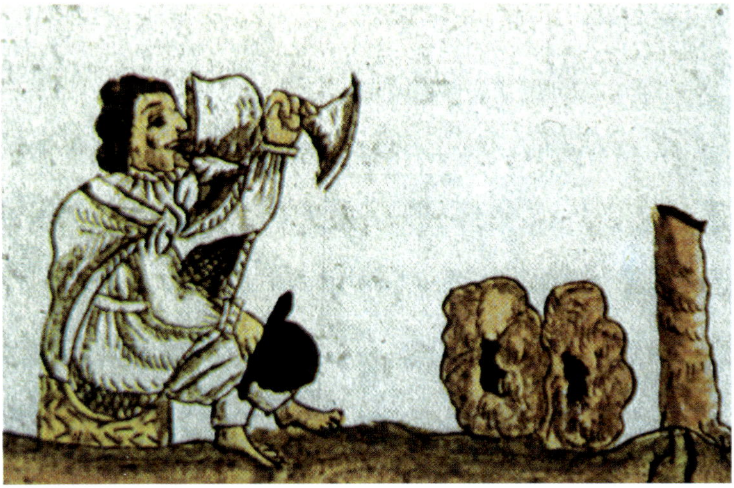

Consumidor de cactus sentado delante de dos pedazos de peyote. Ilustración de Fray Bernardino Sahagún, Historia de las cosas de Nueva España, *Libro XI, folio 142* (Códice Florentino), *entre 1578 y 1580.*

Dedico este libro a los verdaderos filósofos
de la investigación de los enteógenos
y de la sabiduría psicodélica:

Timothy Leary
Terence McKenna
Albert Hofmann
Alexander Shulgin

Índice

Prólogo

A la edición alemana

Con el paso del tiempo, ocupado en una intensa investigación sobre las plantas y las sustancias psicodélicas, he llegado a conocer y amar la familia de los cactus. Estas plantas absolutamente místicas, cada una de ellas una obra de arte abstracta –vanguardista incluso– de la naturaleza, son una rica fuente de energía positiva que colma el corazón de alegría.

Al comprobar lo poco que se ha publicado en alemán sobre los cactus psicodélicos, uno se da cuenta de que no tiene mucha elección. Existen dos libros sobre cactus traducidos del entorno de los psiconautas estadounidenses: el de Adam Gottlieb (1977) *Peyote und andere psychoaktive Kakteen* (El peyote y otros cactus psicoactivos) y la enciclopedia de Peter Stafford (1980), *Meskalin, Peyote und verwandte Kakteen* (Mescalina, peyote y otros cactus relacionados). No es mucho, si tenemos en cuenta lo rico e interesante que es el mundo de los cactus. Existe, eso sí, abundante bibliografía en inglés sobre la historia y la cultura del peyote y otros cactus. Sin embargo, apenas se encuentra información sobre la gran variedad de cactus psicoactivos, y todavía menos sobre su cultivo y cuidados. Este libro se propone llenar este vacío.

Espero que acerque a los lectores y las lectoras a la cultura de los cactus y todo lo que les rodea. También deseo que acompañe a algunos buscadores en un trecho de su camino.

El espíritu abierto y el corazón compasivo allana el camino hacia el reino del peyote. Los cactus tienen mucho que decirnos. Sólo debemos escucharles.

A la presente edición

Desde la aparición de la primera versión de este libro, en marzo de 2003, han pasado muchas cosas. *Psychoaktive Kakteen* (título original alemán) ha sido bien acogido por el público alemán, y ha dado lugar a numerosas reseñas, algunas controvertidas, en periódicos y revistas. Desafortunadamente, el libro contenía algunos errores, y el material gráfico no era todo lo completo que cabía desear. Estas carencias se han visto subsanadas en la edición en castellano. El libro ha sido totalmente revisado y completado, y cuenta con nuevas ilustraciones y fotografías. Para ello he contado con el archivo personal de Christian Rätsch y Enric Dagà (*www.elgarden.com*).

Espero que a los lectores y lectoras este libro les sea de utilidad y colme sus deseos y expectativas.

Agradecimientos

Aunque este manual no sea especialmente voluminoso, el trabajo de investigación –en especial el glosario– ha sido muy largo. Sin el constante apoyo de algunas personas nunca hubiera podido completar esta tarea.

Por lo tanto, doy las gracias de todo corazón a mi esposa Bianca por su cariño y apoyo, a mi hijo Mirko, a mis padres Marianne y Reinhard, y a mi hermano Andreas.

Doy las gracias, asimismo, por su inspiración y enseñanzas a Anita y Albert Hofmann de Rittimatte y a Sergius Golowin de Berna.

Por su amistad y afecto, mis agradecimientos también a mis compañeros psiconautas Christian Rätsch y Claudia Müller-Ebeling, a Roger Liggenstorfer (de la editorial Nachtschatten, ¡me encanta!), a Werner Pieper (que ha refrescado esta obra con sus valiosos consejos, sugerencias y observaciones, además de su excelente y alentadora conversación, así como su querida esposa Nadina, que me procuró exquisita hospitalidad), a Jochen Gartz (por la valiosa bibliografía a la que me ha dado acceso y, especialmente, por sus eruditas indicaciones y comentarios en química y botánica), y a Wolfgang y Katja Bauer.

Agradezco a mi querido amigo Ernesto Blume el empeño que ha puesto desde el principio para que esta versión actualizada, *Cactus enteógenos*, fuera publicada por La Cañamería Global. Le doy las gracias, también a su esposa Berta y a todo el equipo editorial, por su incansable compromiso para con la elaboración de este libro.

Por lo que respecta a mi trabajo como autor de artículos periodísticos, estoy en deuda con Hartwin Rohde (*Entheogene*

Blätter), Moisés López (*Cáñamo*), Terry Chambers (*Journal of Psychoactive Drugs*), Jan Sennema (*Soft Secrets / High Life*), Mark Hoffmann (*Entheos*), Jon Hanna y David Aardvaark (*The Entheogen Review*), Winni Fleckner (*Grow!*), Mike Barten (*Hanfblatt*), Dennis Lindner (*Grass Times*), Slava Olchevski (*Salvia divinorum Magazine*), Claus Baldauf (*Drugstore Magazine*), Monika Meyer (*Junkfurter Ballergazette*), Scotto (*Trip Magazine*), Werner Graf (*Hanf Journal*), Willi Blaser (*Swiss Hemp Times*), Sven Schendekehl (*Legalize it!*) y Dieter A. Hagenbach (*GaiaMediaNews*).

Un saludo psiconáutico a Jonathan Ott, Alexander Shulgin, Daniel Siebert, Mathias Bröckers, Agnes Tschudin, Conny Schönfeld, Tilmann Holzer, Siglinde Winkler, Ulrich Holbein, Hans Cousto, Wolfgang Sterneck, Janine Warmbier, Claude Steiner, Klaudia Kolks y Alex Ochse de Treibhaus, Joachim Eul, Howard Marks, Hans-Hinrich Taeger, Bert Marco Schuldes, Frank Fuchs, Edzard Klapp, Jörg Happe, Raymond Martin, Johnny Theisen, John Beresford, Joe Wein, Norman «Roman Normoc®» Poschadel, Uwi «UHU» Hahn, Michael Ganslmeier, Sebi «Kehrgerät» Ludwig y Falk de *Drugstore*.

Para la documentación de este libro, mi más sincero agradecimiento al Bremer Institut für Drogenforschung ARCHIDO (*www.archido.de*), el Earth und Fire Erowid (*ww.erowid.org*), el (*www.lycaeum.org*) y a la DrugText-Library (*www.drugtext.org*).

Muchas gracias también al vivero de cactus Haage de Erfurt, que supervisó brillantemente la versión original de este libro, a la revista literaria austríaca *Sand am Meer'* (*www.sandammeer.at*), que tan generosamente reseñó mi libro *Stechapfel und Engelstrompete* (Datura y brugmansia), a los periódicos TAZ y Zitty, que cubrieron generosamente nuestro Congreso de Enteovisión en agosto de 2003, y a Dieter Jandt de ARD, que honró mi trabajo en una emisión de la radio alemana. Muchos abrazos también a *MAPS*, *AroMed*, *GaiaMedia-Forum*, *Eve*, *Rave Schweiz*, y *Sensi Seeds*.

Para terminar, mis agradecimientos a la Reggae-HipHop-Formation Seed, que me han acompañado (en el PC y a la hora de elaborar mi proyecto) tantas horas. También a la Mandragora Lightshow Society por su música inspiradora y alucinante, que no sólo relaja (y a Christian, que me lo recomendó) y, muy especialmente, a Psychedelic Breakfast, The Jimi Hendrix Experience, The Doors, Peter Tosh, Beastie Boys, Bob Marley, Beginner, The Grateful Dead, Goa Gil, Thomas D. y Divine Soma Experiment.

MARKUS BERGER, Knüllwald, (Alemania)
durante un eclipse lunar en otoño 2003

En las circunstancias adecuadas, el peyote guía a los chamanes y a sus discípulos hacia la iluminación.

El peyote alumbra a su conciencia y la pone en armonía con la fuerza vital dc la Naturaleza.

El grado supremo de sabiduría chamánica es la comunicación muda con plantas, animales y entidades espirituales, que proporcionan las energías curativas de la Tierra.

Proverbio huichol

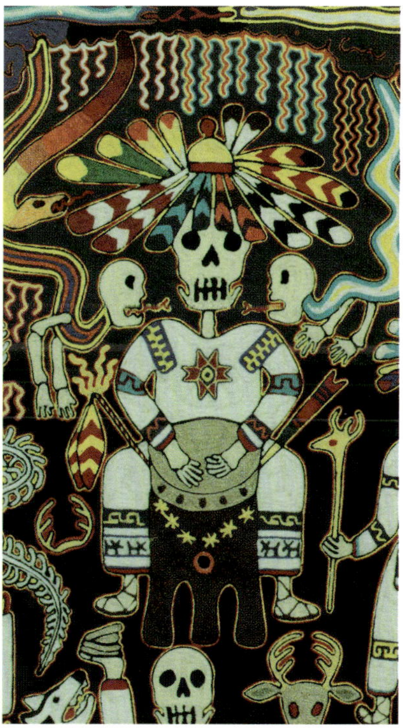

Chamán. Arte huichol

Y de repente Cabellera Negra comprendió la lengua de las estrellas. Escuchó sin miedo el rugido del Cielo infinito. Un polvo brillante le rodeó y luego adquirió forma de esferas, cada vez más espesas y compactas. Emergían soles que seducían a la muerte abrasadora con la voz de la Madre de la Vida. Lo que aquí desaparecía, continuaba en otro lugar, como un eterno tejido que se hace a sí mismo. Ya no habían preguntas, pues no había lengua para dar forma a las palabras. Lo más alto ascendía cada vez más, y lo bajo se esforzaba en descender peldaño a peldaño. Cabellera Negra oyó mil canciones, y cada partícula de polvo hablaba de tiempos infinitos, de lo que se extingue y se origina, de mundos que nacen y mueren para adquirir otro ser. Se hundió sin miedo en lo más profundo hasta que sintió que sus pies tocaban algo blando. Entonces oyó una voz que decía: «¡Cabellera Negra, pregunta a tu corazón aquello que tiene que decirte!» Y su corazón contestó: «¡Quiero ser siempre Uno con la cabeza!». «Y ahora», dijo la voz, «¡pregunta a tu cabeza qué es lo que tiene que decirte!». Y la cabeza respondió: ¡Quiero ser siempre Uno con el corazón! Cuando la cabeza hubo hablado así, Cabellera Negra sintió una mano que le llevaba hasta un prado. «¿Eres el Gran Señor del Mescal?» le preguntó. «Sí», respondió, «y ahora escucha: ¡todo aquello que aprendas será baldío y sin valor si no llenas tu cráneo con bondad y compasión!».

GEORG SCHÄFER y NAN CUZ (1968)

La cultura del cactus

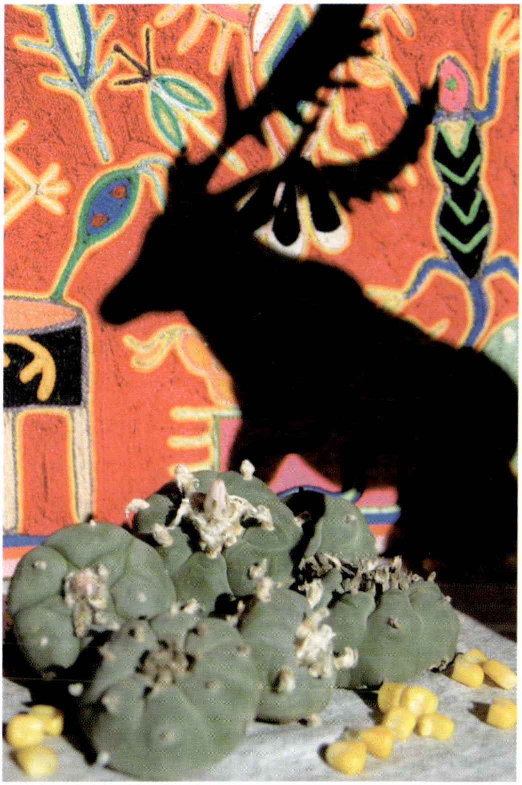

Así como el maíz y el gamo son el alimento del cuerpo, el peyote es el alimento del alma.

Proverbio huichol

Introducción

La palabra «cactus» fue creada por el botánico Carl von Linné a partir del término griego *kàktos*, que significa «planta que pincha». Los cactus son plantas suculentas y carnosas que han experimentado un largo proceso evolutivo para adaptarse a su hábitat y protegerse de toda clase de depredadores.

Hay cactus que nunca alcanzan una altura superior a los 6 cm, mientras que otros pueden superar los 20 metros. Científicamente, las cactáceas se clasifican según su forma de crecimiento: cactus con hojas o paletas, con hojas verrugosas, cactus verrugosos, globulares, del tipo *Opuntia*, columnares, y rastreros. Dentro de esta clasificación pueden distinguirse sin embargo otras formas. Por ejemplo, los de forma plana y redonda, arboriformes, con forma de candelabro, etcétera.

El hábitat originario de los cactus es el continente americano. Pero con el tiempo la familia de los cactus se ha extendido por todo el mundo, porque muchos científicos y coleccionistas trajeron plantas de todos los países y continentes. La mayor diversidad de especies se encuentra, sin duda, en México. En este país, como en ninguno otro en el mundo, el cactus se ha integrado en la cultura popular y tienen gran trascendencia social y religiosa.

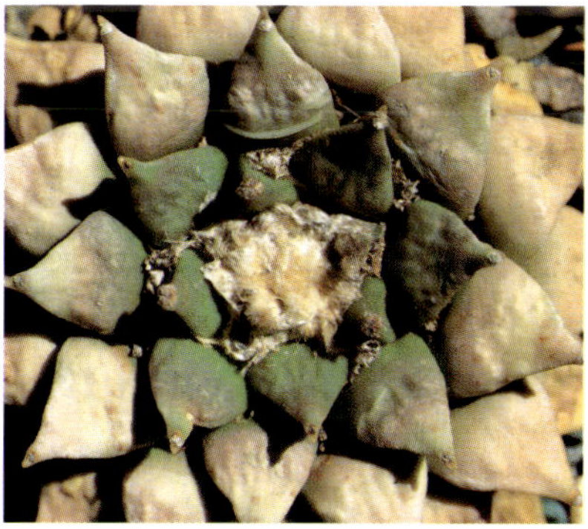

Algunos tipos de Ariocarpus *tienen una gran capacidad de mímesis.*

Al ser una planta carnosa, los cactus tienen la capacidad de almacenar agua y pueden vivir durante mucho tiempo sin humedad. Ésta es una característica imprescindible para su supervivencia en el árido entorno natural de los cactus.

Estas plantas tienen tejidos especialmente indicados para almacenar el agua. Algunas especies, como la *Carnegiea gigantea*, utilizan asimismo la pulpa para atesorar la humedad. En el curso de su evolución, los cactus han desarrollado espinas para protegerse. Las espinas se diferencian de los pinchos en que las primeras son una continuidad del cuerpo de la planta. Los pinchos de las rosas, en cambio, sólo están adheridas al tallo.

Para defenderse de los animales hambrientos y otros enemigos naturales, muchos cactus se confunden camaleónicamente con su entorno. Algunos tipos de *Ariocarpus* o de *Aztekium ritteri* se ocultan tan bien que resultan realmente difíciles de distinguir. Esta capacidad para integrarse visualmente en el paisaje se conoce como mímesis.

El cuidado del cactus

Emplazamiento y luz

A todos los cactus no les va bien el mismo entorno. Aunque son plantas altamente resistentes, sí que podemos dar algunas indicaciones generales para su cuidado. Los cactus deberían estar junto a una ventana orientada al sur, el este o el oeste, porque las que dan al norte no tienen buena luz solar. La maceta debe estar lo más cerca posible de la ventana y no en el centro de la habitación, a no ser que reciba realmente mucha luz. Los cactus deben estar, asimismo, en un lugar por el que no haya constante paso de personas, ya que esto haría que a menudo la luz natural estuviera tapada. Sin embargo, los rayos de sol demasiado directos pueden dañar la planta, sobre todo inmediatamente después de regarla. También es importante que reciban suficiente aire fresco, para que puedan respirar de manera óptima y se abastezcan de dióxido de carbono. Que los cactus prefieren las temperaturas cálidas es ya conocido por todo el mundo. Si tenemos el cactus en el jardín, es preferible que esté en un lugar a la sombra. Al igual que en el interior, la luz solar directa es un veneno para la planta. Por lo demás, la naturaleza ya le procurará una transpiración adecuada. ¡No hay nada mejor que el aire libre!

Sustrato

Para proporcionar a mis compañeras de piso, las plantas, un hogar tan confortable como para mí, mezclo personalmente el sustrato; es decir, la tierra en la que viven los cactus. Claro que el sustrato puede ser diferente según la especie de la que se trate, pues cada una de ellas tiene necesidades específicas.

La mezcla estándar cuenta con los siguientes ingredientes:

- 5 partes de tierra especial para cactus, con una alta proporción de arena de piedra pómez.
- 2 partes de arena para plantas (la arena de construcción es absolutamente desaconsejable por ser demasiado rica en calcio).
- Una parte de grava para acuario de grano grueso lavada.
- Un puñado de fibra de coco.

Esta mezcla proporciona desde hace tiempo un rico y fértil lecho para mi colección particular. Sin embargo, este compuesto no puede utilizarse indiscriminadamente para todas las especies de cactus. Algunas de ellas tienen necesidades especificas que deben consultarse en libros de jardinería. En caso de no encontrarse información al respecto, lo mejor es preguntar en la tienda donde hemos adquirido el cactus o bien directamente al autor (mi correo electrónico está al final del libro), que dará gustoso algunos consejos.

Es muy posible que la tienda o vivero ofrezca compuestos interesantes, como perlita, arcilla expandida, tierra vegetal, musgo de esfagno, lodo, arena de piedra pómez, betonita y otros. Como hemos mencionado anteriormente, es esencial saber qué sustrato concreto necesita cada cactus.

Hidrocultivo

Los cactus viven y se desarrollan igualmente bien en un hidrocultivo. Para ello se pueden emplear la mayoría de hidrosustratos (arcilla expandida, guijarros, plástico), pero hay que proceder con mucho cuidado y no precipitarse. Si se trata de una planta que ya había crecido en la tierra, habrá que liberar primero todas las raíces del viejo sustrato.

Si no se tiene experiencia con el «hidro» –como se llama popularmente–, habrá que preguntar a un experto sobre los cuidados elementales de este tipo de cultivo. Existen numerosos libros con información al respecto, aunque también puede solicitarse en un comercio especializado.

En la primera etapa, el cactus sólo recibe agua sin nutrientes adicionales. Esta fase dura de tres a cuatro semanas. En invierno el dosificador de agua debe mantenerse bajo, de modo que las raíces sólo estén ligeramente húmedas. En esta estación también puede prescindirse de nutrientes adicionales.

Oxígeno

El cactus necesita aire (O_2) para respirar, exactamente igual que una persona. Mediante la fotosíntesis, las plantas producen gracias a la clorofila su propio oxígeno. Esto no significa que en el cultivo de invernadero, los cactus no puedan adaptarse a un clima permanentemente húmedo. Si el habitáculo se ventila regularmente, las plantas se benefician de forma notable. El viento directo, en cambio, puede dañar el cactus.

Temperatura

Cuanto más luminoso es el día, más alta suele ser la temperatura. Del mismo modo, los días cubiertos suelen conllevar un descenso de la temperatura.

Para un correcto equilibrio térmico, debemos poner nuestros cactus directamente al lado de la ventana. Eso garantizará unas condiciones térmicas perfectas, ya que estarán reguladas de forma natural por el sol.

Agua

Existe la creencia popular tan extendida como falsa de que los cactus necesitan muy poca o ninguna agua. No es cierto. Durante la fase de crecimiento principal, de marzo a agosto, la mayoría de cactus necesitan relativamente bastante humedad. Pero cuidado: algunas especies (*Astrophytum*) no reciben agua de verdad hasta abril; otras, como el *Ariocarpus*, necesitan un descanso durante los meses de verano. Muchos aficionados a los *Astrophytum* riegan sus plantas sólo de abril a septiembre, ni una gota más. Nuevamente, es importante disponer de información concreta sobre la planta en cuestión.

Hay que saber, en todo caso, que los cactus se componen de hasta un 90% de agua. Tienen capacidad para almacenar el agua y saben econonomizarla de manera óptima. ¡Pero que sean ahorradores con el agua no significa que no la necesiten en absoluto!

Lo principal es que las raíces no reciban excesiva agua, que respiren con facilidad y puedan absorber la humedad. En pleno verano, a partir de los 25°C, los cactus se protegen con una capa húmeda contra la sequedad. Cuando el agua que se almacena en la suculenta pulpa del cactus ya no se necesita, porque la planta no «suda», llega un punto en el que la planta no puede absorber más agua. En esta situación, existe el peligro de que un exceso de humedad en las raíces acabe formando hongos que deterioren la planta. Afortunadamente, los humanos disponemos de recursos para regular la temperatura en cualquier época del año, y podemos satisfacer las necesidades de los cactus.

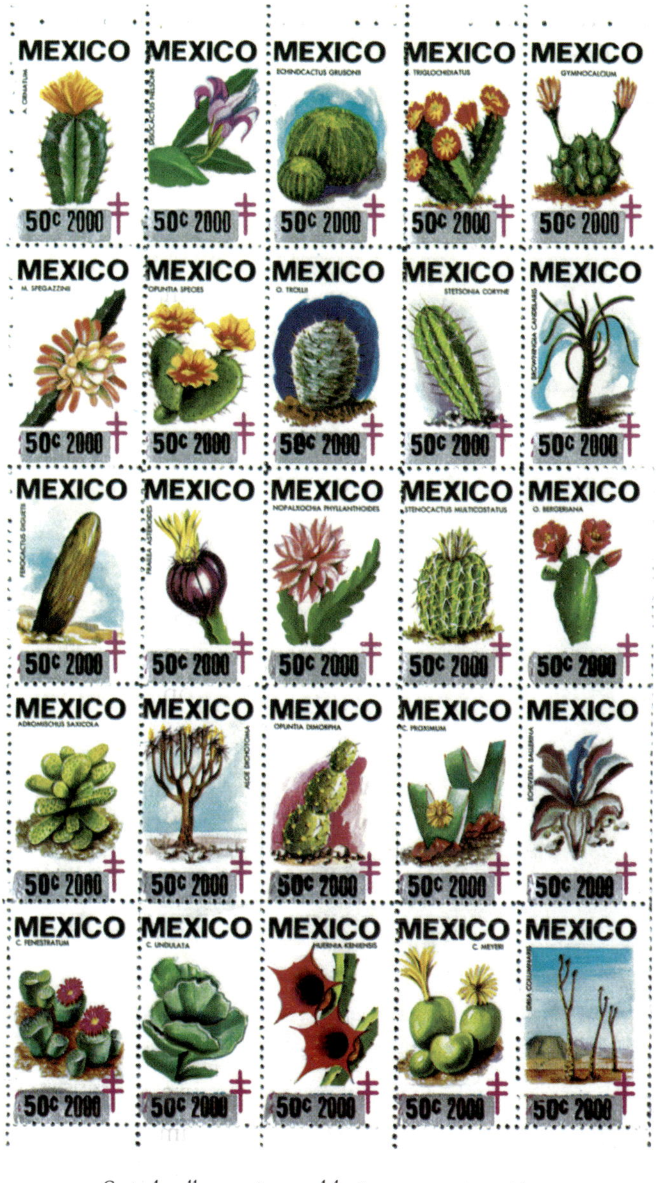

Serie de sellos mexicanos del año 2000 en que están representados cactus autóctonos.

En el periodo de principal crecimiento hay que regar la planta cuando el sustrato esté seco (se puede comprobar con el dedo o con un medidor de humedad). También aquí hay que observar las necesidades específicas de cada cactus. En este momento de crecimiento es cuando puede regarse con cuidado. Pero, por favor, no demasiado. Un exceso de humedad significa para muchos cactus la muerte segura a causa de la putrefacción de las raíces. Esto sucede especialmente porque es difícil notar que la planta acumula humedad bajo la tierra. Sólo lo percibimos cuando enferma y muere.

Los cactus se riegan desde abajo, es decir, no como la mayoría de plantas. Lo ideal es que esté en una maceta de plástico o de arcilla con agujeros en la base. Esta maceta se pone sobre un plato amplio, una fuente o una maceta más grande y se riega desde abajo; es decir, directamente en el plato, fuente o maceta exterior.

El cactus con su maceta sólo debe permanecer en esta segunda cavidad hasta que el sustrato se haya humedecido del todo. Entonces, se retira del agua, se deja secar y se devuelve a su lugar.

Otro método es sumergir la maceta entera en un recipiente lleno de agua (una fuente para ensalada o una bañera). Cuando dejen de formarse burbujas, se retira el cactus del agua y se deja secar. Acto seguido, puede devolverse a su lugar. En los días más cálidos de verano, los cactus pueden humedecerse directamente con un pulverizador. Esto les hace bien. Sólo hay que procurar que no estén demasiado expuestos al sol del mediodía, ya que cuando la luz solar es demasiado intensa, el efecto lupa del agua puede producir en el cactus quemaduras irreversibles.

A partir de septiembre debe regarse menos. Según la necesidad de cada planta, hay que ir reduciendo el agua de forma progresiva. En octubre empieza el descanso invernal de los cactus y pueden regarse por última vez con poca agua. En octubre sólo los riego dos veces: en la primera y la tercera semana con muy poca agua.

Los cactus empiezan su hibernación y no deben ser regados hasta febrero, empezando con muy poca agua. A partir de mediados de marzo pueden volver a regarse con normalidad. Para regar se utiliza agua del grifo o agua de lluvia limpia.

Abono

Sólo hay que abonar la tierra de los cactus a principios de año y en verano (hay tiempo hasta finales de agosto). En estos dos momentos el sustrato necesita nuevos nutrientes y los obtiene a través del fertilizante. Conviene poner fertilizante una vez al año, por ejemplo a finales de marzo (siempre según las necesidades específicas de cada especie). Para los que quieran mimar mucho a sus plantas, aconsejo también abonarlos en julio con un fertilizante especial para cactus. Éstos suelen ser pobres en nitrógeno, lo cual es esencial para la supervivencia de la planta. Además de esto, es importante trasplantar cada dos años el cactus de maceta, en un sustrato nuevo y fresco que al principio no hará falta fertilizar.

Trasplante

Los cactus se trasplantan de maceta según la necesidad de cada especie o, por regla general, se aconseja renovar el sustrato cada dos años. Aunque parezca que el cuerpo de la planta no crece, sí que lo hacen sus raíces. Los cactus columnares (de forma de columna) pueden trasplantarse cada año, ya que esto hace que crezcan más rápido.

Procedimiento

A ser posible, es conveniente poner en la nueva maceta un par de trozos de alguna maceta rota o bien piedras grandes de unos 6 mm como las que se utilizan para los acuarios. Primero pondremos los trozos de maceta y posteriormente las piedras.

De esta manera se consigue que el agua fluya de forma óptima hacia el exterior. Con este tipo de drenaje se evita que se estanque el agua y puedan pudrirse las raíces.

Procedimiento para trasplantar el cactus paso a paso:

- Para que la tierra esté más suelta, golpear la base de la maceta contra una superficie plana, como una mesa.
- Cortar el exceso de raíces, las que sobresalgan por los agujeros de la maceta.
- Coger el cactus con guantes.
- Poner el cactus cabeza abajo y retirar con cuidado la maceta vieja.
- Retirar la tierra vieja y los grumos adheridos a las raíces, golpeando de forma suave las raíces sobre la mesa o bien con un pincel.
- Plantar el cactus en otra maceta con tierra nueva.

Los expertos dejan secar totalmente el sustrato antes de realizar el trasplante, para sacar el cactus de la maceta con más facilidad.

Después del trasplante, el cactus no se puede regar inmediatamente: debe reposar una semana, tras la cual ya podrá recibir agua.

Hibernación

A partir de octubre, los cactus entran en un periodo de hibernación que se prolonga hasta mediados o finales de

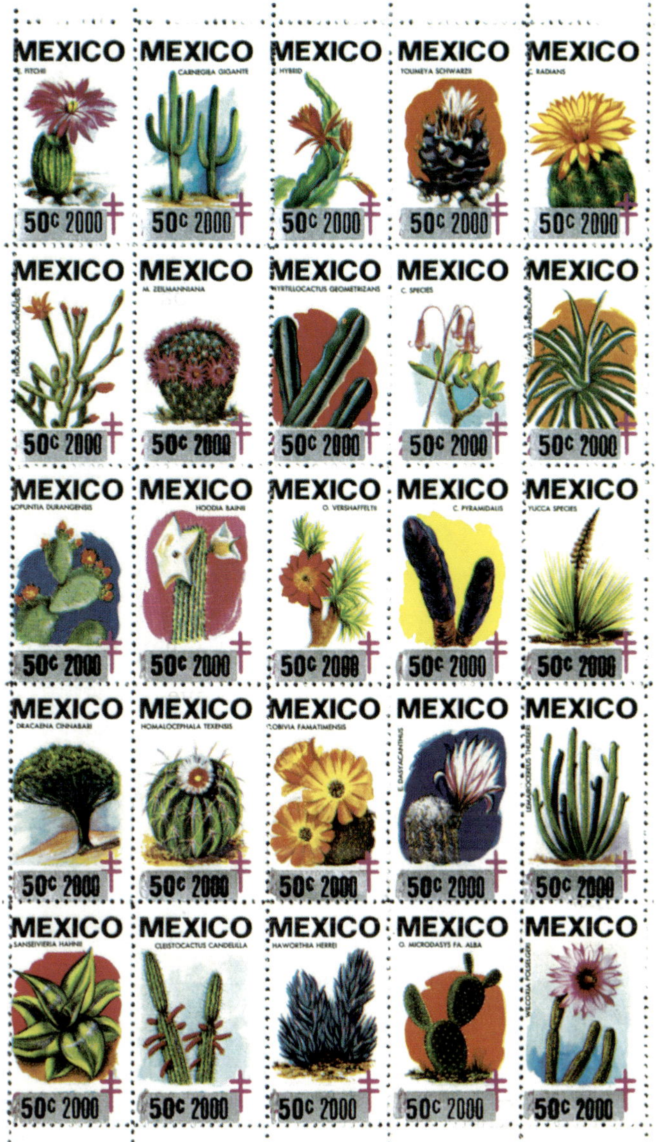

Serie de sellos mexicanos del año 2000 en que están representados cactus autóctonos.

febrero. Durante este tiempo, las plantas no deben estar al lado de la ventana. Es preferible ponerlas en un rincón tranquilo, claro y aireado. La temperatura ambiente debe estar entre los 5ºC y los 15ºC. Es muy importante que la habitación esté aireada; por lo tanto, conviene abrir las ventanas de vez en cuando.

El riego debe ser mínimo: sólo unas gotas cada 14 días. Muchos cultivadores de cactus no riegan sus plantas durante todo el periodo de hibernación, práctica que no recomiendo.

Durante la hibernación, los cactus reducen al mínimo sus funciones naturales y se preparan para florecer al año siguiente. Deben estar alejados del ruido, en zonas donde haya poco movimiento.

Al final de la hibernación (a mediados de febrero) los cactus pueden volver a su sitio. Los días de febrero en los que hay demasiada luz, yo cubro enseguida mis plantas con papel de periódico. Esto las protege de posibles quemaduras. En febrero reanudaremos lentamente el riego: poca cantidad y pocas veces. A partir de marzo, la planta ya puede recibir los cuidados normales.

Problemas

Parásitos

Son los principales enemigos de nuestros cactus. Las cactáceas pocas veces son objeto de infecciones por bacterias o virus y, cuando éstas se producen, suele ser por culpa de insectos (los llamados succionadores). Pasaremos lista a los principales parásitos.

Araña roja

Con la ayuda de una lupa, se pueden reconocer puntos rojos en el cactus de hasta 0,5 milímetros. Las arañas rojas dejan a su paso zonas perforadas y llenan las células vegetales del cactus de aire. Con el tiempo, las zonas afectadas adquieren un color pálido entre el blanco y el gris, o bien un tono marrón amarillento que recuerda al corcho. Existen dos tipos de arañas rojas: la auténtica y la falsa. En los cactus suele encontrarse la araña falsa.

Remedio: Tratamiento con neem (preparado vegetal a base de extracto de semillas de *Azadirachta indica*).

Medidas alternativas: Aumentar la humedad, por ejemplo con una bolsa de plástico.

Cochinilla

Son parásitos visibles que atacan a muchos cactus (sobre todo cactus con hojas y opuntias). Los más dañinos son las hembras de la cochinilla con escudo. Cuando son pequeñas, se mueven alrededor de la planta; posteriormente se aposentan en el cactus, donde quedan protegidas por sus parejas, que cubren los huevos. Si se intenta retirar las hembras con la mano, los huevos y las larvas pueden caer a otras partes de la planta.

Existen distintos tipos de cochinillas, entre ellas la del olivo, la esférica, la escama negra y la cochinilla de los cactus (que, como su nombre indica, ataca a las cactáceas).

Todas las cochinillas hacen incisiones en la planta, succionan su jugo y extraen el melazo. Esto desencadena la aparición de hongos como el tizón.

Remedio: Se limpia la planta con agua jabonosa caliente y un paño. Mover el paño en una única dirección para que los parásitos no se extiendan por la planta. Además de determinados insectos para combatir estas plagas, existe una solución líquida efectiva para acabar con la plaga.

Cochinilla algodonosa

Estos parásitos crean en la epidermis del cactus una especie de tejido parecido al algodón de azúcar; de ahí su nombre. Este parásito hace una incisión en el cactus y succiona su jugo. Las incisiones y los cortes favorecen posteriormente la aparición de hongos –como el tizón– que pueden dañar seriosamente a la planta.

Remedio: El tratamiento utilizado para acabar con este tipo de parásito es el mismo que se usa contra el pulgón (ver página siguiente). Pero ningún método es realmente efectivo con este parásito. Las soluciones de alcohol y sales han demostrado ser inefectivas. La única esperanza está en insectos controladores de plagas como el *Leptomastix* y el *Cryptolaemus montrouzieri*, que a veces son capaces de eliminar la cochinilla algodonosa.

De lo contrario, el único remedio que tenemos es pulverizar o fregar las hojas con jabón líquido, tal como haríamos con el pulgón y la cochinilla.

Gorgojo

Existen dos tipos de gorgojos: el de color negro y el de color marrón. Los parásitos adultos se comen las hojas y brotes, mientras que las larvas se aposentan en la tierra y dañan las raíces. A consecuencia de ello, la planta se marchita y muere. Estos parásitos suelen aparecer en primavera e invierno.

Remedio: Retirar los escarabajos con la mano.

Mosca de la humedad

Las larvas de esta mosca atacan a menudo los cultivos y plantaciones de cactus. Estos parásitos se encuentran en el sustrato, donde perforan o comen las semillas. Además, se alimentan de los deshechos orgánicos del cactus, como las raíces muertas.

Remedio: En las tiendas especializadas en jardinería disponen de remedios naturales contra esta mosca. Puede combatirse con el ácaro predador y otros organismos controladores de plagas.

Nematodos

Se aposentan en la raíz y se la comen. Los nematodos no son visibles. Sintomáticamente, la planta parece enferma, ya que este parásito diezma su crecimiento. En la raíz se forman quistes pequeños y redondos donde se almacenan centenares de huevos. Existen dos clases de nematodos; el que ataca a los cactus es el *Heterodora cacti*.

Remedio: No tiene buen pronóstico. Los *Heterodora cacti* son asesinos de cactus. La única posibilidad es salvar algún plantón y quemar el resto de la planta.

Pulgón

Estos parásitos son fácilmente visibles. Succionan la epidermis del cactus y extraen su jugo. Las incisiones y los cortes que produce el parásito en el cactus favorece la aparición de hongos –como el tizón– que dañan la planta.

Remedio: Tratamiento con neem.

Medida alternativa: Retirar los parásitos con la mano o limpiar las partes afectadas del cactus con jabón líquido. O bien preparamos una solución líquida para rociarla. Ésta se compone de cuatro partes de agua por una de alcohol puro y otra de jabón (Gartz, 2001).

Pulgón de la lechuga

Este parásito es difícil de distinguir, se halla en las raíces del cactus, donde crea hilos blancos que recuerdan a la fibra de coco. Con el tiempo la raíz se marchita, pudre e incluso muere.

Remedio: Hay que vigilar sobre todo en el momento de trasplantar el cactus. En caso de detectar esta plaga, es necesario retirar totalmente el raigambre de la planta. Si la plaga todavía no se ha extendido, debemos cambiar todo el sustrato, limpiar bien la raíz, añadir sustrato nuevo e insertar el ácaro predador como protección.

Tarsonemoides gableri

Estos ácaros prefieren los brotes jóvenes, en los que hacen incisiones para luego succionar la savia, lo que hace que el cactus se seque en las zonas donde ha sido atacado. Este tipo de ácaros están emparentados con las arañas rojas, aunque son mucho más pequeños y, por lo tanto, difíciles de detectar.

Remedio: Tratamiento con neem.

Medida alternativa: Aumentar la humedad, por ejemplo con una bolsa de plástico.

Trips

Producen daños similares a los de la araña roja. Al succionar la savia del cactus, llenan de aire las células vegetales y dañan la epidermis de la planta. Estos parásitos proliferan especialmente en ambientes poco húmedos.

Remedio: Organismos controladores de plagas y, sobre todo, un alto nivel de humedad para reducir el ataque y evitar la propagación.

Gato doméstico (no es ninguna broma)

Como propietario de dos gatos puedo asegurar que, al menos a los míos, les gusta comer cactus de las especies *Schlumbergera*, *Opuntia*, *Hatiora*, *Aporocactus* y *Rhipsalis*. Entre éstas, su favorita es la *Hatiora*. Tres cuartas partes de mis plantas de esta especie ya han sido devoradas por mis gatos. Todos los cactus mencionados son inofensivos para los felinos, aunque sea un disgusto encontrarlos mordidos.

La única manera de evitarlo es colocar el cactus en emplazamientos protegidos o a una altura a la que no lleguen los gatos.

Otros parásitos exteriores

Hormigas, cochinillas (especialmente la de la humedad), cienpiés, orugas, caracoles, milpiés, etcétera.

Enfermedades

Bacterias

Actúan de forma parecida a los virus y los hongos. Contra una infección de bacterias hay poco que se pueda hacer. Una forma de combatirla es mediante fármacos antibióticos, pero se distribuyen mal, por no decir nada, en el cactus. Por este motivo, normalmente la planta se quema o bien se tira aislada en una bolsa de basura.

Hongos

Roya, Fumagina, moho, Diplodia, Fusarium, Gleosporium, Phytium, Phytophtora, Sclerotium.

Los cactus que se encuentran permanentemente en un ambiente húmedo son más propensos a padecer hongos. Estos microorganismos sólo pueden prosperar en zonas muy húmedas. En todo caso, siempre que sea posible el cactus agradece que le proporcionemos su clima natural.

Muchas plagas de hongos son transmitidas por parásitos o insectos succionadores. Por esta razón, antes de nada es aconsejable adoptar medidas contra los parásitos. Si la planta o la siembra tiene un hongo en estado avanzado, no importa el tipo, sólo se puede tratar con preparados químicos. En estos casos mejor quemar la planta.

Si el hongo no se ha propagado tanto y aún es posible salvar un acodo o eliminarlo totalmente, con unas pinzas o un pincel se pueden retirar pequeños focos afectados. De todas formas, lo primero que debe hacerse es poner en cuarentena el cactus para poder tratarlo. Lo mejor es emplazarlo en un lugar aireado.

Los cactus afectados suelen mostrar algunas partes blancas, marchitas, blandas y esponjosas; a veces también zonas vidriosas de color marrón que están podridas. A menudo se reconoce la típica capa gris de moho. Si el cactus no está podrido en su mayor parte, se puede cortar la zona afectada y esperar a que el resto de la planta se regenere.

Micoplasmas

Todavía se sabe poco sobre los micoplasmas. Quizás son los responsables de las espectaculares deformaciones de algunos cactus columnares.

Lo que está claro es que los denominados cactus cristatos o monstruosos no padecen ninguna enfermedad evidente, ni pueden infectar a otras plantas. Eso es justamente lo que desearían muchos coleccionistas.

Virus

Actúan de forma parecida a los hongos. Hay diversos tipos de virus en el mundo vegetal. Para las cactáceas es especialmente peligroso el denominado «virus X del cactus», que suele afectar principalmente a las especies *Epiphyllum, Ferocactus, Hatiora, Opuntia* y *Schlumbergera.*

Los cactus afectados deben quemarse enseguida con mucho cuidado. Para ello necesitaremos guantes de látex y cuchillas esterilizadas de un solo uso. En algunos casos, como último intento de salvación en plantas no muy afectadas, puede ponerse el cactus en cuarentena e injertarle brotes de plantas muy jóvenes.

Descuidos en el cultivo

Ahilamiento

El cactus no recibe suficiente luz o el entorno en el que vive es demasiado húmedo o caluroso.

Algas y moho

La planta tiene demasiada humedad. Esto sucede a menudo con las especies *Hatiora, Rhipsalis*, o con el denominado cactus de navidad, ya que en comparación con otros cactus suele regarse más.

Clorosis

Las plantas descoloridas, normalmente por falta de nutrientes o por exceso de cal, sufren lo que se denomina clorosis. Es muy posible que el sustrato utilizado no tenga el pH adecuado para el cactus. Lo más conveniente en estos casos es fertilizar el cactus con un abono especial o, mejor aún, cambiarlo de maceta con tierra nueva.

Desgarros y reventones

Se ha regado demasiado por lo que las células que almacenan el agua están llenas. Debe cambiarse la forma de riego.

Encorchamiento

Si la base del cactus viejo se encorcha no es grave; en cambio, el de brotes jóvenes puede deberse a quemaduras, parásitos, falta de nutrientes o aire fresco. Hay que cambiar la planta de maceta y observar cómo evoluciona. Tendremos que variar los cuidados.

Estancamiento

El cactus ha dejado de crecer. Puede ser: falta de luz, exceso de calor, un sustrato inadecuado, parásitos, o bien poca agua. La planta deberá someterse a observación. Seguramente habrá que cambiar el emplazamiento o los cuidados.

Falta de floración

La planta es demasiado joven o se trata de una especie sometida a comportamientos vegetativos inapropiados. Consultar con un experto y adaptar los cuidados a sus necesidades.

Heladas y frío

Muchos cactus pierden color y se vuelven blandos a temperaturas por debajo de los 15°C. Si la temperatura desciende a menos de 0°C muchos cactus revientan.

El líquido almacenado en las células vegetales se congela, lo que hace que se desgarre su epidermis. Una vez iniciado el proceso de descongelación, los hongos lo tienen fácil para atacar.

Pérdida de brotes

La planta está expuesta a una corriente de aire, la acabamos de adquirir (cambio de emplazamiento radical, por ejemplo del clima del invernadero a la ventana de casa), o bien recibe poca agua. También puede ser que haya sido atacada por algún tipo de parásito.

Quemaduras

El cactus presenta manchas de quemaduras y su epidermis se desgarra. Suele suceder tras el periodo de hibernación, a finales de invierno o principios de primavera, cuando se devuelve las plantas a su lugar. Es aconsejable situarlas en un emplazamiento fresco durante dos o tres semanas, y protegerlas del sol el resto del cultivo con periódicos o pañuelos de seda.

Cactus resistentes al invierno

Son los cactus que no necesitan invernar; es decir, los que permanecen todo el año en el mismo lugar, ya sea interior o exterior. Este tipo de cactus deja de tomar líquido en los meses de invierno y se recoge en sí mismo, por decirlo de alguna manera: suelta sus brotes y se deja cubrir por la nieve. Por eso este tipo de cactus no debe regarse en invierno.

¿Interior o exterior?

Buena parte de los cactus resistentes al invierno pertenecen a la especie *Opuntia*, y pueden estar dentro o fuera de casa. Algunos cactus exteriores requieren en invierno algún tipo de protección contra la lluvia. Algunas subespecies pueden ser más propensas a coger enfermedades en un salón muy caluroso.

En el exterior, los cactus necesitan un lugar muy soleado, en el mejor de los casos una pendiente orientada hacia el sur o lo que se denomina en botánica «estufa fría». Los cactus pueden cultivarse directamente en el jardín a partir de semillas, o bien se pueden adquirir en centros de jardinería. En ningún caso pueden cultivarse cactus de exterior en un invernadero.

¿Qué cactus son resistentes al invierno?

Algunos cactus de la especie *Austrocactus*, *Coryphantha*, *Echinocereus*, *Escorbaria*, *Maihuenia*, *Opuntia*, *Pediocactus* y *Sclerocactus* son resistentes al invierno. El amable dependiente de un establecimiento especializado puede asesorar en este sentido.

Cultivo y reproducción

El concepto de cultivo hace referencia, de forma estricta, a la polinización de las plantas florecidas y a la posterior cosecha y cría de las semillas. A continuación ofrezco unas cuantas técnicas de cultivo.

El cultivo vegetativo

Es una técnica de reproducción a partir de la planta viva. Para ello hacen falta plantones y lo que en botánica se llama vástago, es decir, un brote tierno de la planta madre.

¿Qué se necesita?

- Un cuchillo fino, limpio y afilado
- Una solución de etanol para absorber los gérmenes del cuchillo
- Guantes de jardinero
- Guantes de látex
- Pinzas para los plantones con espinas
- Una base limpia
- Un paño
- Una maceta adecuada para el tamaño de los plantones
- Sustrato o tierra especial para cactus
- Anillos de goma (para el injerto)
- Sustrato

Cultivo a partir de plantones

Procedimiento

Un plantón es un trozo de cactus crecido. Se parte el cactus por la mitad con un cuchillo limpio y afilado. Hay que cortar la planta aproximadamente por la mitad, porque la parte superior (brote) todavía es demasiado joven y como plantón se marchitaría rápido. Tampoco sirve la parte inferior, porque es la más vieja y apenas echa raíces.

El nuevo plantón se corta de forma cónica. Esto se hace cortando las nervaduras diagonalmente en dirección al núcleo del cactus. Las raíces que se crearán en tan sólo un par de semanas no tendrán otra opción que crecer hacia abajo, siempre que el plantón esté bien colocado. Por lo tanto, ¡la parte cortada debe apuntar hacia abajo! Las raíces de cactus siempre crecen hacia el suelo. Si se coloca el plantón de lado, las raíces crecerán desde el lateral hacia la tierra. Por esta razón es mejor apoyarlo (por ejemplo en una maceta vacía). Ahora lo único que falta es esperar.

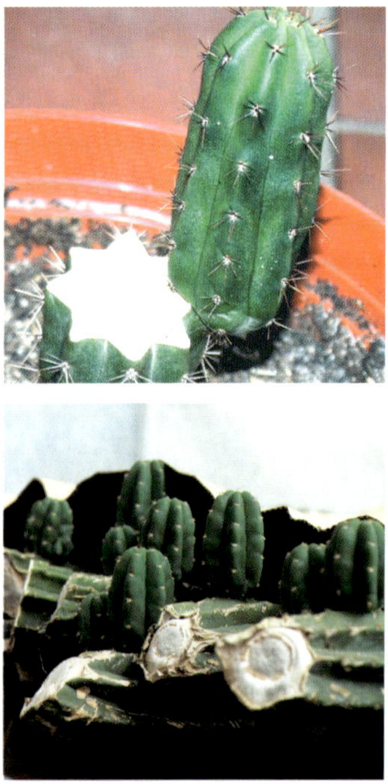

San Pedros cortados esperando a que crezcan nuevas raíces.

En principio hay dos posibilidades: se deja secar la zona cortada y se planta directamente el plantón en la tierra, o se espera hasta que hayan crecido nuevas raíces. Este proceso, según la especie, puede durar hasta siete semanas.

Es el método más seguro para que el cactus sobreviva y se

desarrolle bien, aunque siempre cabe la posibilidad de que el corte todavía esté húmedo en el momento de plantarlo, con lo que la planta se pudriría lentamente en la maceta.

Echar raíces

Algunas especies, como el *Astrophytum*, echan raíces de una forma especial. Cuando esté seca la parte cortada, se inserta el plantón en un sustrato mineral seco (por ejemplo, en una mezcla de arena y tierra). En este suelo especial, aparecerán raíces en muy pocas semanas, tras lo cual ya se puede trasplantar a su propio sustrato.

Cultivo a partir de vástagos

Procedimiento

En los cactus con acodos se puede desenroscar y trasplantar un vástago, según el estado y firmeza de la planta, con relativa facilidad.

Algunos vástagos tienen raíces propias al lado del cactus principal, por lo que a veces la operación no difiere demasiado de un trasplante normal.

Otra técnica es cortar el brote con un cuchillo limpio y afilado. A partir de aquí, procederemos con el vástago igual que con un plantón.

Para secar la parte cortada, hay que dejarla reposar unas cuantas semanas en un lugar aireado. Cuando la herida haya cicatrizado y empiecen a aparecer pequeñas raíces, ya podremos plantar el vástago en una maceta.

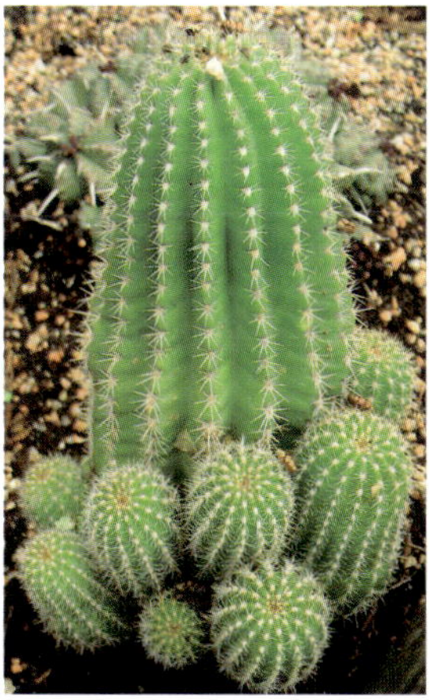

El vástago es el brote lateral de un cactus.

Injertos

Otro método de reproducción es a través de injertos. En este caso, se coloca el plantón sobre otro cactus. Esto tiene como ventaja que el cactus crece mucho más rápido. Las especies que crecen muy lentamente, como la *Lophophora*, aceleran su crecimiento si son injertadas sobre un *Echinopsis*, por ejemplo. Existen tres métodos básicos para injertar un cactus: el injerto plano, el injerto de hendidura y el injerto lateral.

El injerto plano

Injerto

Este tipo de injerto es el más utilizado. Las especies globulares, por ejemplo, siempre se injertan sobre cactus con forma de columna (columnares), porque es mucho más sencillo.

El injerto se trata igual que un plantón. Sin embargo, hay que determinar si se quiere injertar un cactus joven para que crezca más rápido, o bien si queremos protegerlo de alguna enfermedad, en cuyo caso se cortará el injerto lo más abajo posible.

Si se trata, por ejemplo, de salvar un cactus viejo y enfermo, cortaremos el injerto por una parte sana, da igual si ésta se encuentra arriba o abajo. Como con el plantón, habrá que cortar los lados del injerto de forma cónica. La parte cortada

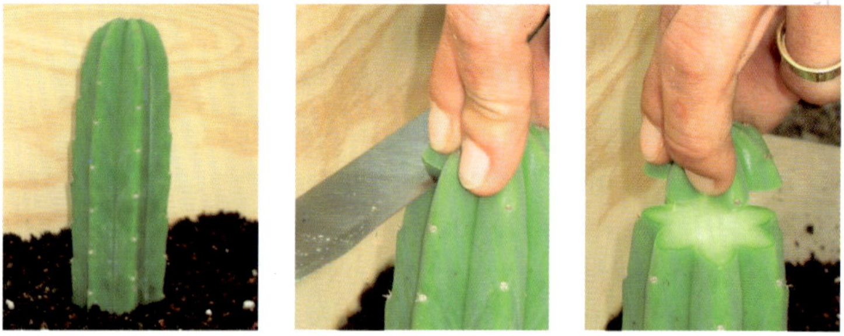

no se deja secar, sino que se protege de una posible putrefacción con cenizas de madera.

Base del injerto

Como base de un injerto sirven en general todos los cactus columnares, preferiblemente sin brotes y con pocas o ninguna espina. Son ideales los de las especies *Myrtillocactus geometrizans* y *Trichocereus pachanoi* (o *Echinopsis pachanoi*), conocidos como san Pedro. Por su diámetro, carencia de espinas y su capacidad de crecimiento, son una base ideal para los injertos. También sirven otros tipos de *Trichocereus*.

Los *Echinopsis peruvianus* y *E. spachianus* tampoco tienen espinas y son fáciles de usar. El único inconveniente que presentan estos cactus es su epidermis resbaladiza, que dificulta la fijación del injerto. Una vez se ha realizado, el san Pedro se convierte en el hermano o padre ideal del nuevo cactus.

También pueden utilizarse como base ejemplares grandes de la especie *Opuntia* (nopal o chumbera) u otra especie de diámetro ancho de las que se encuentran en cualquier floristería o centro de jardinería. La base del injerto debe cortarse de una zona gruesa, como mínimo a 10 cm del suelo, de forma limpia y recta. A continuación le daremos forma cúbica, sepa-

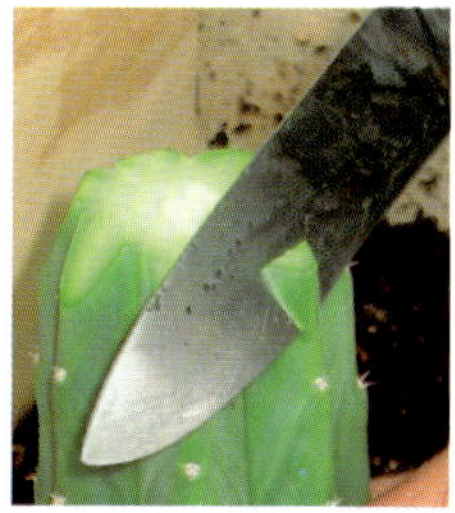

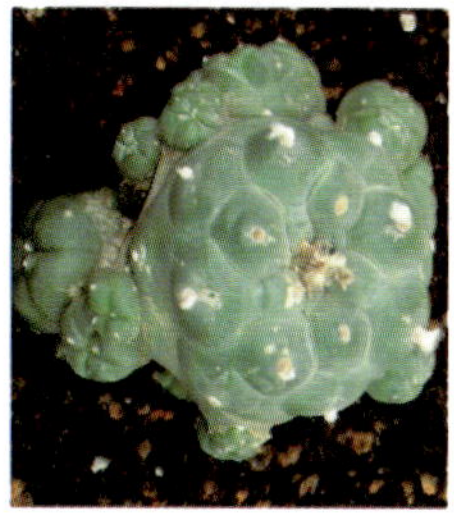

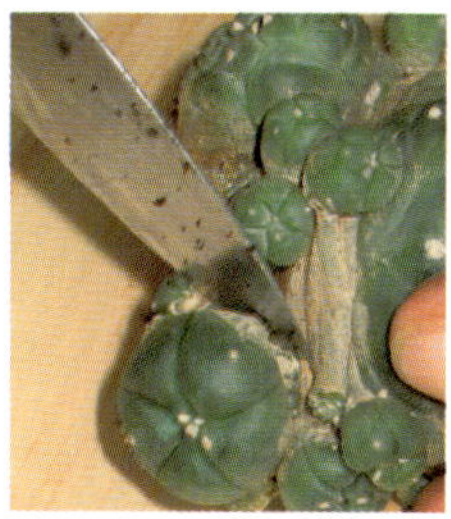

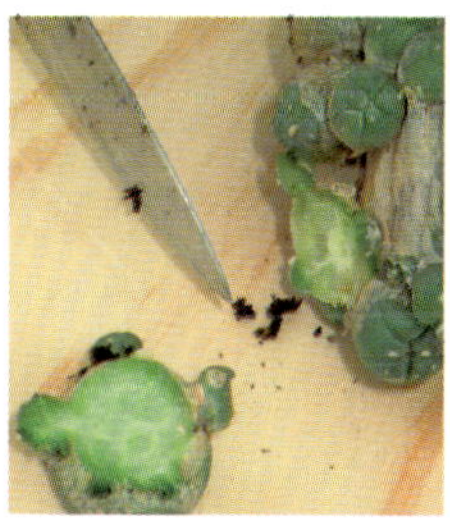

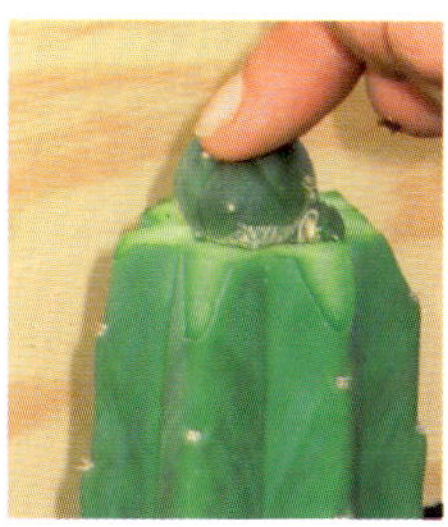

rando las nervaduras de manera que su diámetro sea similar al del injerto. Y esto es todo. ¡El injerto está listo!

Procedimiento

Mediante un giro, se introduce el injerto sobre su base. El giro evitará que se creen bolsas de aire en las zonas cortadas. Estas bolsas no afectan al cactus base, pero facilitan el ataque de gérmenes y hongos.

Luego, colocaremos dos gomas para fijar toda la estructura y ya está listo el injerto plano.

El injerto de hendidura

Injerto

Los cactus con hojas o paletas no se pueden injertar de forma plana. Los brotes con hojas no se deben apretar ni fijar como, por ejemplo, un *Lophophora* o un *Ariocarpus*. Los brotes de especies como la *Hatiora*, la *Schlumbergera*, la *Pereskia* o la *Rhipsalis* deben cortarse limpiamente por el nudo de la hoja. El injerto puede estar integrado por una o tres hojas o paletas. Con un cuchillo afilado se corta en forma de cuña la base de la planta que se va a injertar.

Base del injerto

Se aconseja utilizar como base un cactus con pocas espinas y brotes alargados que crezca rápido. Como la *Opuntia subulata*.

Procedimiento

En este caso usaremos un truco: en lugar de descabezar el cactus base y colocar encima el vástago, haremos una muesca con el cuchillo en el anillo central. Clavaremos el injerto superior en la muesca hasta que quede fijado. Hay que introducir el injerto en su base con la mayor firmeza posible, pero procurando no quebrar ninguna de las plantas. Fijaremos esta construcción con un par de agujas o espinas de cactus, asegurando toda la circunferencia con un hilo.

El injerto lateral

Injerto

Preferiblemente usaremos un cactus alto y delgado en forma de columna. El corte esta vez no será cónico, sino recto e inclinado.

Base del injerto

Para el cactus base se escogerá una especie delgada de crecimiento rápido, como el *Cereen* o el *Trichocereus* (o *Echinopsis*) *pachanoi*. El corte debe ser asimismo recto e inclinado.

Procedimiento

El injerto lateral está orientado a conseguir un crecimiento rápido y seguro del nuevo cactus. Se fija el brote joven a su base con agujas desinfectadas de gérmenes o bien con espinas de cactus, además de dos o tres gomas elásticas para asegurar la construcción.

Un caso especial: el injerto lateral plano

Injerto

Para injertar de manera segura las especies más delgadas y delicadas, hay un truco especialmente indicado: una combinación del injerto plano y el lateral. Se pueden injertar de dos a cuatro brotes en un gran injerto de base amplia.

Separaremos cada uno de los brotes al menos a 5 cm de la planta madre, aplicando un corte inclinado como en la técnica anterior.

Base del injerto

Si sólo se quiere injertar dos brotes, bastará como base una *Opuntia* grande. Si se amplía a tres o cuatro brotes, entonces es más aconsejable tomar un cactus columnar como el *Myrtillocactus*. El cactus base se prepara de la misma manera que en el injerto plano.

Procedimiento

Los brotes jóvenes se fijan a su base con tres o cuatro gomas elásticas por planta, según el tamaño de cada una. Hay que procurar que el corte de los brotes encaje perfectamente con el de la base del esqueje, vigilando que no se desprendan los injertos nuevos.

Otro caso especial: el injerto de brotes de semillero

Injerto

Las especies de cactus muy sensibles a la humedad, como la *Astrophytum asterias*, ven asegurado su desarrollo si se injertan cuando todavía son semillas a un cactus base rico en nutrientes y de rápido crecimiento como el *Echinopsis*. Con esta técnica, las especies como el *Astrophytum* aceleran notablemente su crecimiento.

Procedimiento

Los pequeños brotes de semillero se depositan directamente en una hendidura que practicaremos cuidadosamente con un cuchillo afilado –o una hoja de afeitar– en el injerto base. A continuación se colocan las semillas germinadas lo más ajustadas posible a su cavidad para que no se muevan.

Cuanto más ancho sea el cactus base, más plantitas podrá albergar. Una tensa goma elástica puede dañar e incluso matar los brotes. Por lo tanto, es mejor fijar las semillas germinadas con una placa de vidrio que se apoye en ángulo recto. Mejor todavía si se puede conseguir una escuadra metálica que podamos clavar en la tierra y fijar a la altura de los brotes.

Reproducción generativa

¿Qué se necesita?

- Semillas
- Pinzas
- Tenedor para trasplantar
- Una base limpia
- Macetitas o, mejor aún, un pequeño invernadero
- Sustrato

Las semillas

Comprar

Hoy en día pueden encontrarse semillas de cactus en la mayoría de tiendas de plantas. Pero, a menudo se trata de mezclas o restos de semillas de centros comerciales de jardinería. Por lo tanto, nunca se puede saber qué tipo de cactus se va a desarrollar. Puesto que debe transcurrir bastante tiempo hasta que un cactus sea identificable, si el vendedor no conoce a qué especie concreta pertenece la semilla, va a ser bastante difícil saber qué estamos plantando.

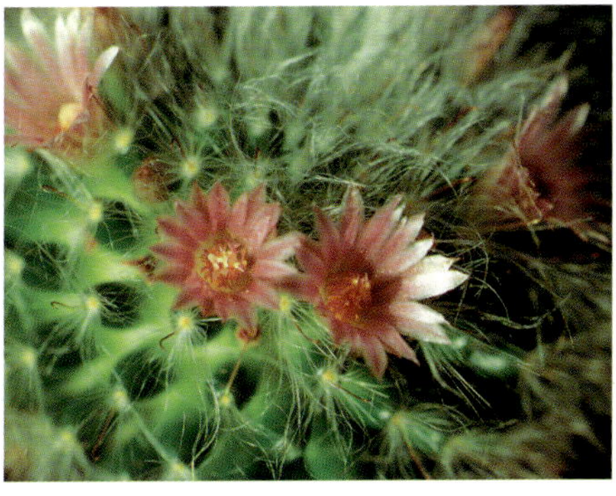

Mammillaria bocasana en flor.

Sólo los verdaderos especialistas son capaces de distinguir, por la forma de la semilla, algunas especies de cactus.

Es importante adquirir semillas con garantías en una tienda especializada en cactus. Para los que no tengan cerca un comercio de este tipo, hay direcciones de Internet que en un minuto se pueden encargar las semillas deseadas. Los que ya son coleccionistas de cactus pueden, por supuesto, cosechar sus propias semillas.

Cosechar

Cuando un cactus florece, en la mayoría de los casos podemos esperar muy pronto una cosecha de semillas. El fruto del cactus se forma cuando la flor se marchita. En el proceso de maduración, el fruto se vuelve cada vez más lleno y jugoso; es entonces cuando se desarrollan las semillas. En los primeros estadios de la maduración, el fruto todavía está verde. No es hasta que alcanza toda su madurez que se abre y podemos tomar las semillas.

A veces el fruto no llega a madurar del todo y, por lo tanto, no se abre. En estos casos podemos humedecer el fruto con un pulverizador de agua y aplicar un pequeño corte con un cuchillo afilado para que se abra. Después de que la planta haya dado sus semillas, deberíamos retirar la flor marchita y el fruto, ya que es fácil que se formen hongos en el cactus.

La cobertura de las semillas

A menudo se aconseja retirar la fina cáscara que protege la semilla para acelerar su crecimiento y evitar que se formen hongos. En las tiendas de jardinería venden productos químicos para este fin. Es aconsejable guardar las semillas que hemos recolectado en una bolsa de plástico pequeña, a poder ser con cierre. Las bolsitas especialmente diseñadas para semillas son perfectas para ello y pueden reutilizarse una vez vacías. Acto seguido, se introduce un poco del producto para eliminar la cobertura de las semillas y se agita la bolsita. Luego se pasan las semillas por un colador fino.

Puesto que este producto suele ser bastante tóxico (irrita la piel y debe mantenerse alejado de los ojos), yo personalmente no uso este procedimiento y lavo las semillas de una manera más lenta y artesanal.

Quienes prefieran la química deben ponerse, en todo caso, guantes de látex antes de llevar a cabo esta limpieza.

Limpiar

Los que, como yo, prefieren prescindir de productos tóxicos, tendrán que llevar a cabo un meticuloso proceso manual. Se lavan las semillas con agua caliente y se retira cuidadosamente con las uñas la pegajosa cobertura que las envuelve. Hay que dejar las semillas del todo limpias, ya que de lo contrario puede formarse moho. Lo mejor es ir depositando las cáscaras en un papel de periódico mientras se guarda las semillas ya limpias en un recipiente de cristal, plástico o porcelana.

Recipiente

Para el cultivo de las semillas lo mejor es un pequeño invernadero de mesa. Aunque hay macetitas diseñadas para este fin, presentan algunas desventajas frente a la primera opción. Estos invernaderos portátiles permiten controlar todo un campo de cactus, como un huerto en miniatura.

Cada especie puede tener una zona claramente delimitada, que podemos marcar incluso con un pequeño letrero. La humedad que necesitan las semillas de cactus puede controlarse a través del techo, que en la mayoría de modelos suele tener compuertas regulables.

En el suelo del invernadero practicaremos algunos agujeros: de ocho a diez hoyos de unos 10 mm o 15 mm de diámetro.

Para ello un punzón puede ser de mucha utilidad, ya que se evita dañar la relativamente fina base de plástico del invernadero. Los agujeros sirven para el riego. También se pueden regar las semillas desde arriba, con un pulverizador o con una regadera, pero lo mejor es hacerlo directamente desde abajo (como se indica en la página 26). La base ya perforada se coloca sobre una bandeja (como las que se utilizan para el revelado de fotos) del tamaño adecuado, en la que posteriormente verteremos el agua. El invernadero dispondrá, lo más seguro, de una fuente de calor en su base, que puede ser graduable según los modelos. Los más económicos, sin embargo, simplemente tienen una superficie térmica bajo la caja.

En el invernadero (o en su defecto en las macetas) debería haber una capa inferior para el drenaje del agua, por ejemplo pedazos de maceta y gravilla gruesa. Encima pondremos la tierra de cactus o el sustrato. Los pedazos de maceta se colocan sobre el agujero inferior, pero vigilando que el agua pueda pasar a través de él. Luego viene la gravilla y al final de todo, el sustrato.

No hay que crear una capa de tierra demasiado alta. Dado que las semillas no tienen aún raíces, no necesitan muchos centímetros de sustrato. Además, hay que tener en cuenta que pronto serán recogidas con un tenedor para trasplantar. El grueso ideal de la tierra es de un centímetro.

Sustrato

Para la elección del sustrato hay distintas posibilidades: tierra normal para semillas, lecho para gatos (la tierra donde hacen sus necesidades), tierra para cactus, fibra de coco, grava o arena de cuarzo.

La experiencia me ha enseñado que los lechos para «lavabos» de gato son totalmente apropiados para el cultivo de semillas. En el mercado existe una especialmente idónea a base de fibra de coco. Este sustrato viene en forma de briqueta y tiene que utilizarse tal como se indica en el paquete.

La tierra especial para cactus tiene un pH entre el 5,5 y 6,5 de acidez. Ese es el valor ideal para la mayoría de cactus. La equilibrada mezcla del sustrato, sus nutrientes especiales y la baja concentración de calcio hace que sea adecuada para los principiantes en el cultivo de cactus. Aunque la especie que vamos a plantar requiera un suelo algo más ácido (como el *Gymnocalycium* con un pH entre 4,5 y 5), también vivirán felices en la tierra estándar para cactus.

Hay algunas especies a las que no les gusta la relativamente alta proporción de humus de este tipo de sustrato. A este grupo pertenecen los *Astrophytum*, los *Ferocactus* y los *Lophophora*. En cualquier caso, es aconsejable contar con información específica sobre los cactus que uno se propone cultivar. De este modo se pueden cubrir sus necesidades y se evitan muchas dudas.

Arena de gato como sustrato

Un truco de primera para el cultivo de cactus es usar lecho de gatos como sustrato. Cuando encontré por Internet el informe de un amante de los gatos –y coleccionista de cactus– que había cultivado especies en ese sustrato, decidí inmediatamente probar esta alternativa. El cultivador en cuestión utilizaba sepiolita, el ingrediente más común en los paquetes de lecho para gatos. Este tipo de sustrato tiene un pH alto, entre 8,5 y 9,5, pero ¡no parece ser un problema para las plantas!

La ventaja es que se puede plantar las semillas de cactus directamente en este sustrato. Se llena la bandeja con unos dos centímetros de sepiolita, se humedece el sustrato y se esparcen las semillas. Pero atención: los lechos de gato de otros materiales, como la bentonita, no son adecuados para el cultivo de cactus.

Humedecimiento

Para ello se vierte un poco de agua del grifo templada en la bandeja del invernadero. A través de los orificios practicados en la base, el sustrato absorbe toda el agua. Cuando el sustrato esté totalmente humedecido, se separa el invernadero de la bandeja y se agita sobre un recipiente para deshacerse del agua sobrante (para su posterior uso).

Si se opta por no perforar la base y se prefiere regar desde arriba, puede utilizarse una regadora de salida ancha con muchos agujeros, o bien un pulverizador. En cualquier caso, hay que regar de modo que el agua se reparta por toda la superficie del sustrato de forma uniforme. Lo ideal es hacerlo con agua hervida y posteriormente enfriada.

Después de 10 minutos repetimos el procedimiento, y nuevamente 10 minutos más tarde, pero esta vez con menos agua. La tierra debe estar uniformemente humedecida, pero no empapada. Sobre la inclusión de abonos químicos y fungicidas en el sustrato, personalmente no soy partidario.

¡Durante todo el proceso de germinación el sustrato no debe secarse! Hay que humedecerlo con un pulverizador o con una regadera, ¡pero con moderación! Cuando las semillas germinen, debemos mantener la humedad. No será hasta que los brotes muestren una mínima robustez que habrá que reducir el aporte de agua para no debilitar los jóvenes cactus. También se tendrá que ventilar su espacio (abrir la tapa y la ventana) y vigilar que no se forme moho. En caso de detectarlo, lo retiraremos inmediatamente y, si el ataque es importante, tomaremos las medidas necesarias.

Siembra

Dado que las semillas de cactus –salvo raras excepciones– son muy pequeñas, lo mejor es sembrar la tierra directamente desde el paquete o a través de un cono de papel.

No hay que hundir las semillas *en el* sustrato, sino presionarlas suavemente *sobre* el mismo. Una finísma capa de arena sobre las semillas previene la formación de moho. No hay que volver a regar, porque la tierra ya estará húmeda.

El invernadero o las macetas deben estar cerca de una fuente de luz. La luz solar indirecta (no el pleno sol) beneficia a las semillas. También puede utilizarse iluminación artificial como la que se comercializa en las *growshops*. Para una germinación óptima, lo ideal sería un lugar donde hubieran ambas posibilidades, luz solar y luz artificial. Finalmente, es importante mantener las compuertas del invernadero abiertas para que se airee el espacio, ya que de lo contrario aumenta el peligro de que se formen hongos.

Fortalecimiento y emancipación

Cuando las semillas germinan, pasados unos días, y el brote es suficientemente firme, significa que ha llegado el momento de fortalecerlas. Esto quiere decir que los brotes deben trasladarse a otra maceta o recipiente más grande.

Tomaremos una cuchara para coger el brote con su pequeña raíz, y el sustrato que la rodea, y así trasladarlo del invernadero a una maceta. El brote, por lo tanto, abandonará el entorno y el microclima en el que ha nacido, el invernadero, para adaptarse a un hábitat normal. Esto lo hará más vigoroso y resistente. El fortalecimiento es el paso previo a la emancipación del cactus.

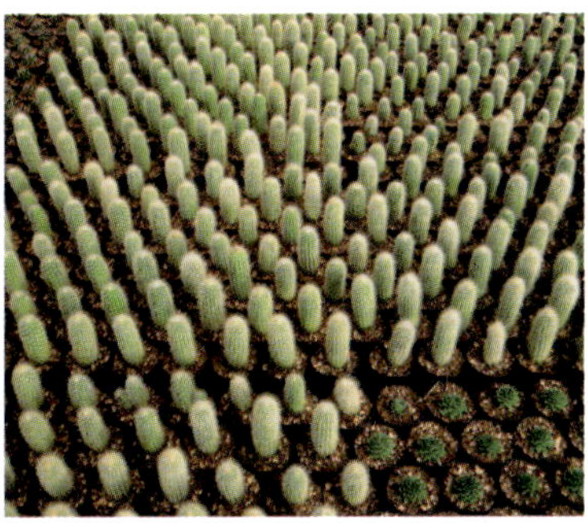

Cuando los cactus crecen lo suficiente es el momento de que cada planta tenga una maceta propia.

Cuando la semilla ya ha dado lugar a un pequeño cactus (en la mayoría de especies, tras 2 o 3 meses), es el momento de aislar la planta. Para poder trasladar cada uno de los cactus, primero hay que remover un poco la tierra para que se suelte. Con un tenedor de trasplantar (puede fabricarse un instrumento similar a partir de una lámina de madera) y unas pinzas puede tomarse cada una de las plantas para llevarla a su nuevo hábitat en una maceta. Si esta última tiene 8 cm de diámetro, puede albergar entre cuatro y cinco pequeños cactus. Entre las diferentes plantas debe haber una distancia mínima de 2 o 3 centímetros.

Trasplante

Cuando los bebés de cactus crecen los suficiente, hay que trasplantarlos nuevamente. Ha llegado el momento de que cada planta tenga una maceta propia, a no ser que se trate de una especie que adore estar en grupo, como nuestro querido peyote o *Lophophora williamsii*. En este caso concreto, pueden plantarse tranquilamente tres o cuatro macetas en una maceta grande.

Hibridación

En el ambiente de los cultivadores de cactus, cada vez hay menos costumbre de crear híbridos (cruce de varios cactus para dar lugar a una nueva especie) de ninguna clase. La mayor parte de los amantes y coleccionistas de cactus son partidarios de mantener la pureza de las especies. De todos modos, en los últimos años algunos cultivadores han vuelto a las prácticas del pasado y crean híbridos a partir de ciertas especies (*Astrophytum, Echinopsis, Gymocalycium, Hatiora*). Sin duda, algunos híbridos proporcionan interesantes resultados. A través de esta técnica, es posible aunar las propiedades de distintos cactus en una nueva planta, para ventaja de la nueva especie.

Los híbridos más comunes son los que combinan virtudes como la resistencia al invierno y la fortaleza con otras características como la potencia de las sustancias que contienen naturalmente, además de los aspectos meramente estéticos (flores, espinas, forma general).

Sin embargo, no todas las especies se dejan combinar entre sí, y muchos cruces experimentales han terminado siendo un fracaso. Pero esto no debería desanimarnos. Los híbridos que prosperan con éxito recompensan al cultivador ¡con un cactus totalmente nuevo!

En mi opinión, merece la pena invertir esfuerzos e investigar en esta dirección. Al trabajar con híbridos, se aprende mucho sobre las características de cada cactus, sobre sus propiedades y personalidad. Algunos cactus sólo permiten el cruce con especies emparentadas; otros, en cambio, se prestan a todo tipo de hibridaciones.

Actualmente la técnica de la hibridación se utiliza incluso para determinar la especie de una nueva planta. Cuando los investigadores descubren un cactus desconocido, prueban a cruzarlo con una especie parecida para ver si resulta. Si el nuevo cactus permite el cruce con esa especie y no con otras, se puede deducir que pertenece a la familia del primero.

En el mundo de los cactus existen incluso las llamadas especies autoesteriles y las autofertiles. Al primer grupo pertenecen, por ejemplo, la *Lophophora williamsii* y la *Epithelantha micromeris*. El segundo grupo incluye también las especies que se autopolinizan y luego no vuelven a florecer. Estas sólo pueden fecundarse con el polen de una especie emparentada para poder producir nuevas semillas.

¿Qué se necesita?

- Dos especies distintas de cactus en flor
- Un pincel fino o un bastoncito para los oídos
- Una solución desinfectante (alcohol)
- Guantes de látex (por cuestiones de higiene)

Para intentar el cruce, se toma el polen de la flor de un cactus con el pincel fino –o el bastoncito para los oídos– y se introduce en el estigma del otro cactus. El estigma se encuentra en lo más profundo de la flor, exactamente en el ovario. Puede reconocerse en que es la única parte del interior de la flor que crece verticalmente.

El polen se recoge de las denominadas anteras.

Cuando dos cactus compatibles entre sí están floreciendo al mismo tiempo, se toma el polen de uno de ellos y se guarda en un recipiente de vidrio con cierre hermético, preferiblemente en la nevera –o, mejor aún, en el congelador– hasta que el otro cactus florezca. Entonces tomaremos el polen de la nevera y fecundaremos con él la planta receptora.

Al final del ceremonial de polinización, cerraremos la flor cuidadosamente para evitar la entrada de impurezas y/o la polinización por parte de otra planta.

Hay que desinfectar el pincel a fondo después de cada cruce, ya que los restos de polen suelen permanecer en las finas hebras. Si se utiliza un bastoncito para los oídos, bastará con deshacerse de él después del uso.

Cultivo en una bolsa de plástico

Es un nuevo procedimiento orientado a ahorrar trabajo a los cultivadores: se esparcen las semillas en una fuente plana, pero relativamente pequeña. El sustrato no debe contener humus.

El agua para este tipo de cultivo, antes de trasplantar los brotes, se preparará una sola vez: por cada litro de agua se añade medio gramo de una solución fertilizante completa y un producto contra los hongos.

A continuación, se sumerge la fuente con el sustrato en el agua hasta humedecerlo completamente. Como hemos mencionado antes, hay que agitar la fuente sobre otro recipiente para deshacerse del agua sobrante. Luego pondremos la fuente dentro de una bolsa de plástico. Para ello es mejor no utilizar una bolsa normal de supermercado, sino una bolsa de basura transparente o similar, que cerraremos herméticamente. No hay que asustarse: los brotes nacientes producirán su propio oxígeno a través de la fotosíntesis. Acto seguido, se cuelga la bolsa en un lugar luminoso, aunque no directamente expuesto al sol, donde la temperatura esté en torno a los 20°C. Las temperaturas superiores también pueden ser beneficiosas, siempre que no superen los 30°C. Se cuelga la bolsa hasta que los brotes estén listos para ser trasplantados por primera vez.

Mi propia experiencia me ha enseñado, en todo caso, que este tipo de cultivo no es el más efectivo, aunque tal vez otras personas hayan tenido éxito con él.

Los cactus en las diferentes culturas

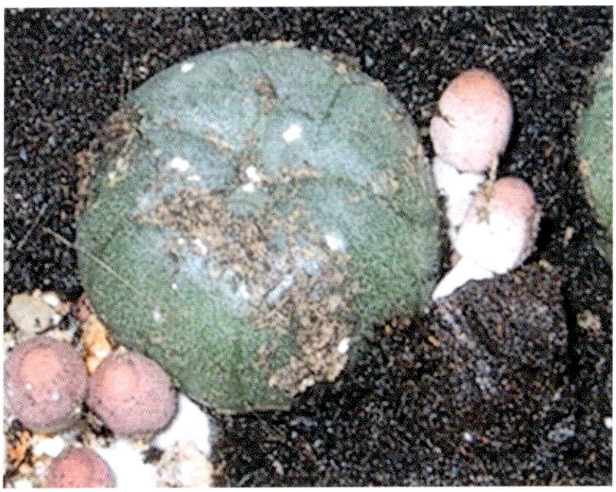

...Trabajo con Aldous Huxley, Alan Watts y el poeta Allen Ginsberg. Creemos que la síntesis del peyote (mescalina) y de las setas (*Psilocybin*) permite ampliar la conciencia, cambiar la percepción y dejar atrás las abstracciones...

TIMOTHY LEARY *en una carta a Arthur Koestler hacia 1960.*
Fuente: *www.leary.com*

Rituales, medicina y hedonismo

El peyote es el espíritu más grande, el oráculo sagrado, la puerta a la verdad. El peyote supera fronteras y leyes. El peyote nos enseña la realidad y la verdad, y mata así el ego, para hacerlo resurgir de nuevo, sabio y purificado.

AL K. LOID

El uso de cactus psicoactivos tiene una larga historia y tradición. Descubrimientos arqueológicos han demostrado que el peyote ya se utilizaba hace 7.000 años en Texas y México como sustancia sagrada (Gottlieb, 1977 y Schultes & Hofmann, 1998).

Con el tiempo, se encontraron otros cactus alcaloides psicoactivos como el san Pedro (*Trichocereus pachanoi*, *T. peruvianus*), la doña Ana (*Neocoryphantha macromeris*), el tsuwiri y el sunami (*Ariocarpus spp.*) o el peyotillo (*Pelecyphora aselliformis*), que eran usados como complemento en los rituales del peyote, como medicina, poción mágica o como sustitutos del peyote en tiempos de escasez del mismo.

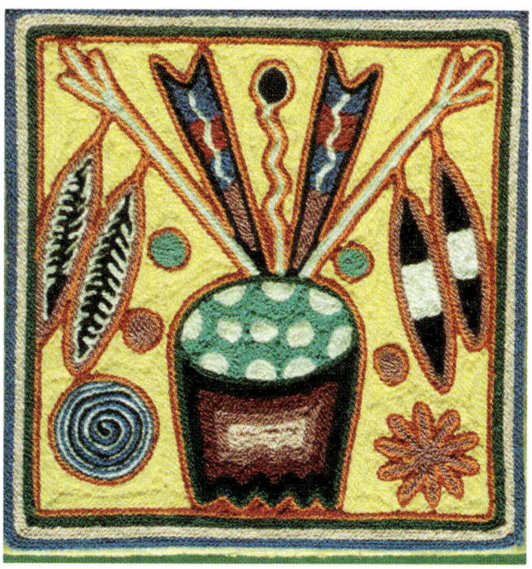

Los rituales del peyote. Arte huichol.

Los indios huichol y los tarahumara, los accaxeen, los cora y los yaki eran los que más ejercían el culto al peyote. Los huichol, los cora y los yaki todavía lo practican, así como en menor grado los indios tarahumara.

Los apaches mescaleros y los lipan establecieron probablemente el uso ritual de los cactus en el norte de América, donde fue adoptado por arapahos, cheyenes, chippewas, comanches, delawares, navajos, pawnees, shawnees, sioux y otras tribus (Rätsch, 1998 y Stafford, 1977).

Los chamanes del peyote pronostican el futuro durante el ritual, sanan enfermos y solucionan problemas de todo tipo, con lo que se demuestra que el peyote es muy poderoso. Además, el peyote se usa en fiestas tribales, o se toma como medicina para aumentar el rendimiento corporal en las carreras rituales de los tarahumara.

Los dos factores perturbadores del desarrollo espiritual libre, el Estado y la Iglesia Cristiana, intentan desde hace mucho tiempo una y otra vez hacer añicos el culto a los cactus o, como mínimo, impedirlo. Hasta ahora no lo han conseguido. En 1995 Bill Clinton promulgó una ley con la que se permitía a los fieles de la Native American Church (Iglesia Indígena Americana) de Estados Unidos tomar en sus rituales cactus con mescalina.

La caza hikuri

Un pequeño grupo de los huichol hace cada año un largo viaje a Wirikuta para recoger peyote. El mara'akame (chamán) dirige la caza. Hoy en día se recorre la distancia en coche. En la antigüedad, los huichol hacían este camino de 300 km a pie, y la caza del peyote duraba 43 días.

Cuenta la leyenda que un ciervo dejó tras de sí, en lugar de huellas, pequeños cactus de peyote. Los cazadores quedaron tan fascinados por este regalo de los dioses que dejaron de perseguir al ciervo. El hikuri (peyote) no puede recolectarse sin más. Cuando divisan el hikuri, los cazadores lanzan una flecha al suelo, muy cerca del cactus. Se considera entonces que el cactus está muerto y cada participante lleva a cabo un ritual de purificación, que incluye una confesión, limpiezas rituales y plegarias para propiciar la lluvia y las cosechas. Entonces, se llenan durante varios días cestas grandes con peyote.

La persona que acude a una caza hikuri por primera vez, sólo puede pisar la tierra de Wirikuta con los ojos vendados, pues podría quedar cegado por la belleza de este lugar sagrado. Antes de que se quite la venda, es bautizado de forma festiva por el mara'akame. El chamán explica de forma precisa qué vista celestial espera al joven cazador. Así le prepara para encontrar y recolectar hikuris. Los tarahumara no llevan a cabo la caza del peyote. Ellos compran su hikuri a los huichol.

El ritual del peyote

El encuentro del peyote (*peyote meeting*) es un ritual circular. La ceremonia tiene lugar en un tipi especialmente preparado para ello. Los participantes permanecen allí hasta que amanece, sentados en círculo alrededor de un fuego que no puede apagarse durante toda la noche. Sobre un altar hay una vara de peyote, así como carracas, flautas y tambores. Entre el altar y el fuego se encuentra un cactus de peyote viejo, que simboliza el gran espíritu. El tipi es el símbolo del universo y la

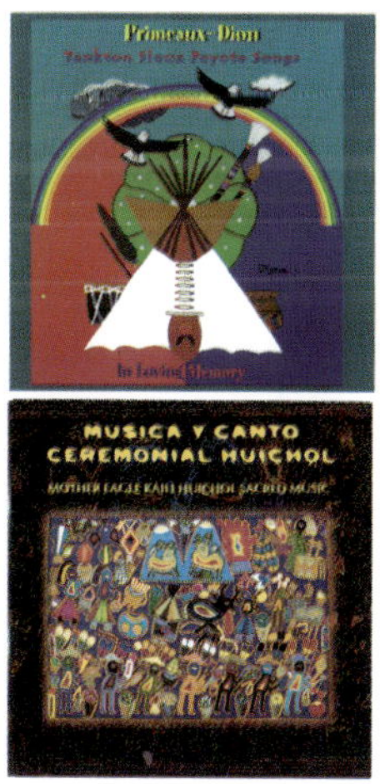

En el mercado existen grabaciones de canciones ceremoniales huichol.

vara de peyote, la unidad del gran espíritu con el ser humano. El fondo musical de las canciones del peyote lo ponen las carracas y los tambores. La carraca encarna la plegaria y el tambor, el pulso del corazón. El que dirige el ritual (*Roadaman*) habla durante la toma de peyote y canta canciones sagradas. A veces también se recita la Biblia.

Los participantes cantan y guardan silencio alternativamente, queman hierbas aromáticas, fuman tabaco, beben agua y mastican peyote. Durante todo el ritual no se come nada, aparte de los botones de peyote. El objetivo del rito colectivo del peyote es favorecer el aprendizaje y la visión. La comprensión profunda de uno mismo, la visión del mundo que no se puede percibir con los sentidos, la integración con el cosmos. Schultes cree que el ritual del peyote es a la vez un rito de sanación. Dado que existe el convencimiento de que el peyote cura todas las enfermedades, se administra a los enfermos grandes cantidades de este cactus (Bergman, 1971 y Schultes, 1938).

En la medicina

El peyote mitiga los dolores y cura la artritis, los trastornos intestinales, la diabetes, la fiebre, la gripe, el dolor de cabeza, la insolación, la tuberculosis y muchas otras dolencias. También se usa como antídoto en intoxicaciones de toloache, un tipo de estramonio (*Datura innoxia*), y como apoyo en terapias contra el alcoholismo.

El doctor Louis Lewin fue el primero en traer peyote a Europa e investigar sus propiedades. En 1888 descubrió la existencia de alcaloides en el peyote. Por esta razón, el mundo científico denominó durante tiempo al *Echinocactus williamsii*, *Anhalonium lewinii*.

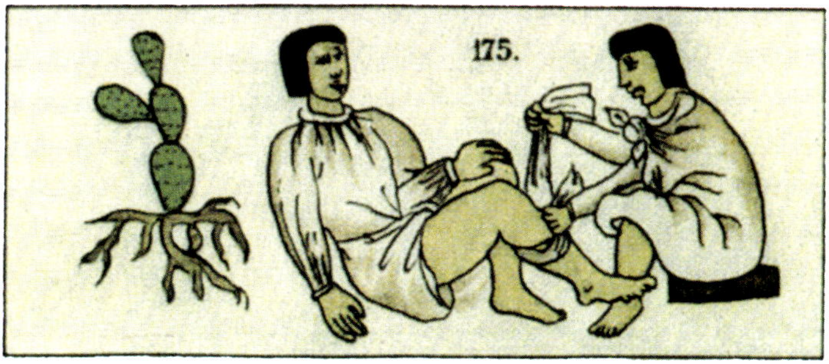

Cactus (Opuntia ficus-indica) *de la medicina azteca. Ilustración de Fray Bernardino Sahagún,* Historia de las cosas de Nueva España, *Vol.* III, *Libro* X, *Lám.* LXXV, *No.* 175 (Códice Florentino), *entre* 1578 *y* 1580.

Pero Lewin (1927) llevó a cabo sus investigaciones a partir de suposiciones falsas:

> Yo mismo he cultivado las primeras plantas de *Anhalonium lewinii henn* a partir de semillas maduras y las he investigado con otros expertos (...). Este *Anhalonium* es muy parecido al *Anhalonium williamsii*, a pesar de que morfológicamente es distinto y químicamente aún más. El *Anhalonium lewinii* contiene cuatro alcaloides, entre ellos la mescalina, sustancia capaz de alterar la percepción de los sentidos. En cambio, el *Anhalonium williamsii* sólo tiene un alcaloide, la pellotina, al que no se le atribuyen estas cualidades (...).

Que el actual *Lophophora williamsii* no sólo contiene pellotina, ya hace tiempo que se sabe.

A partir de entonces la medicina, especialmente la psicoterapia y el psicoanálisis, empezaron a interesarse por la mescalina, que el científico de Leipzig Arthur Heffter había conseguido aislar en 1896 de un cactus de peyote. Sobre ello, Albert Hofmann (1979) dice: «El alcaloide llamado mescalina (...) fue la primera sustancia alucinógena pura con la que se podían estudiar los cambios de percepción en los sentidos, las alucinaciones y las alteraciones de conciencia».

Con la terapia contra la adicción al alcohol denominada *Psychedelic Therapy*, utilizada en el hospital canadiense Hollywood del doctor Abraham Hoffer en la década de 1950, se desarrolló una nueva forma de tratamiento psicoterapéutico y psiquiátrico. Se basaba en las experiencias con mescalina de peyote, pero también con psilocybina y (principalmente) LSD-25. Con ello, el paciente experimentaba una revelación mística que le permitía definir de nuevo la estructura de su personalidad.

En Gran Bretaña, en 1954 los psiquiatras Sandison, Spencer y Whitelaw, basándose en el psicoanálisis freudiano, elaboraron un tratamiento denominado «terapia psicolítica» (Del gr. *lysis*, disolución). El paciente recibía durante un periodo de tiempo entre seis meses y dos años alucinógenos como la mescalina, la psilocybina o la LSD en pequeñas dosis, y trabajaba las experiencias a través de la pintura, la conversación u otras actividades en grupo. Dentro de la investigación psicológica, el neurólogo Hanscarl Leuner, profesor de la Universidad de Göttingen, se hizo mundialmente famoso (Anderson, 1996; Schmidbauer & Vom Scheidt, 1994; Stafford, 1977 y Taeger, 1988) a través de sus publicaciones al respecto.

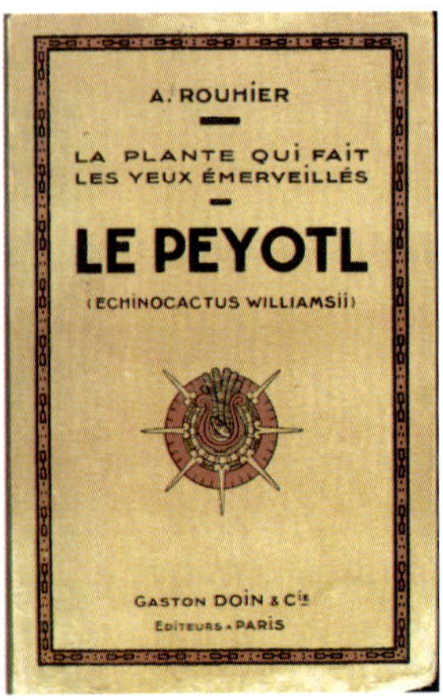

Estudio de 1927 sobre los efectos del peyote de Alexandre Rouhier.

El famoso profesor de psiquiatría e investigador de la mescalina el doctor Kurt Beringer de Heidelberg, colaborador de Louis Lewin y amigo de Hermann Hesse y C.G. Jung, tuvo en 1920 la idea de estudiar el comportamiento alucinógeno y el denominado «desarrollo alucinógeno» bajo los efectos de la mescalina. Beringer tenía contacto, como psiquiatra clínico, con neurópatas que no podían describir de forma objetiva y válida sus experiencias con la mescalina. Por esta razón, empezó a llevar a cabo sus estudios con personas sanas. Médicos, juristas, estudiantes, un pintor, un filólogo y también un zoólogo recibieron dosis controladas de mescalina. Las experiencias individuales de cada paciente fueron recogidas en protocolos muy precisos. En 1927 Beringer hizo público su trabajo que hoy en día todavía es obra de referencia. Ese mismo año, el psicólogo francés Alexandre Rouhier publicó un estudio sobre los efectos del peyote titulado *Le Peyotl*.

Hans Prinzhorn (1886-1933), famoso historiador de arte, psiquiatra y creador de la legendaria colección de dibujos y libros realizados por pacientes psiquiátricos entre 1890 y 1920, dio en 1927 una conferencia sobre su primera experiencia con la mescalina que tuvo lugar en Heidelberg el 1922:

> (...) se rompieron las barreras y todo parecía confundirse. De una sensación de fatiga general pasé enseguida a un sentimiento de unidad con el cosmos parecido a la fiebre, a un estado narcótico, al agotamiento total después de grandes trabajos –como si volviera de una guerra–, similar incluso a la intoxicación etílica. Toda la habitación se convirtió en una ondulación colorida y tintineante, que cuando estaba cerca de mí me parecía ligera, y cuando se alejaba, compacta, firme y densa. Con repetidas patadas comprobaba que el suelo también era oblicuo, aunque yo podía estar de pie sobre la superficie arqueada. Levitaba más que caminaba. Cuando miraba o tocaba un objeto, éste desaparecía. Yo sentía una irritante sensación de independencia y, por ejemplo, pateaba violentamente un taburete negro de

piano. Al tumbarme y cerrar los ojos, todas las direcciones de la habitación (arriba, abajo, derecha, izquierda) por las que mi acompañante me preguntaba perdían su sentido. Si me obligaba a decir, por ejemplo, dónde estaba «arriba», yo me decía: «estás tumbado sobre la espalda, por lo tanto, arriba debe estar delante de tu cara, ante ti». Lo más asombroso y bonito era el tintineo, las oscilaciones de los colores y las formas de la habitación. Constantemente tenía que emitir zumbidos para mantener la armonía, sobre todo para seguir el ritmo, pero también para preservar la magia en los momentos de hondo conocimiento.

El día siguiente a la primera experiencia:

Tengo necesidad de hacer ruido constantemente con la boca, una especie de zumbido. Tengo la sensación de que atraviesa mi cuerpo, como si este sonido fuera la expresión o el símbolo de una unidad infinita a la que estoy conectado. Mientras entro en un estado de disolución absoluta, intento con inconsciente exasperación reproducir el curso de los acontecimientos en la oscuridad de la habitación, pero pierdo el hilo de mis propias vivencias de disolución. Como segundo componente de este sonido están el miedo y la preocupación ante la posibilidad de perder posteriormente estas vivencias. No tardo en reconocer que el zumbido viene acompañado de palabras, pronunciadas por un ente ajeno a mí. Me percato, además, de otra tendencia: el zumbido adquiere ritmo a través de la cadencia «nen – nen – nen», por ejemplo. Este ritmo estaba profundamente enraizado en las ondulaciones que he mencionado entre la realidad y el sueño, y apareció temporalmente como una ola uniforme de la Totalidad a la que yo estaba unido. Cada vez que, contra mi voluntad, volvía a entrar en contacto con la realidad, este ritmo ondeante del zumbido me producía cierto miedo, principalmente porque no quería perder conciencia del universo alucinógeno en el que me encontraba. Durante un instante emergió en mi mente el recuerdo de la introducción teórica de mi libro, en que decía que la tendencia al orden en una composición siempre fue importante para mí, aunque no tuviera una claridad comprensible. A veces el ritmo pasaba a mi mano derecha y se materializaba en forma de golpes sobre el diván. Más de una vez me sucedió que el paso hacia la (fuertemente reducida) conciencia de vigilia repercutía en mi propio cuerpo en forma de mordiscos en los labios, pellizcos, mordiscos en los dedos, tocamientos en la nariz; el resto del cuerpo no experimentaba en este estadio las sensaciones consideradas «normales». Al levantarme busqué mis llaves en el bolsillo y constaté que estaban allí. Al mismo tiempo, sin embargo, sentía que la parte derecha de mi cuerpo no tenía apenas relación con el entorno en el que me estaba moviendo, fuera de algunos momentos de interacción. Lo que al principio era un entorno inquietantemente amenazante había dejado de serlo. El observador que yacía en mí también se había transformado para dar paso a una realidad cotidiana molesta y tortuosa. Ésta tomaba cuerpo en mi acompañante, que enseguida empezó a dar indicaciones, a formular preguntas de interés científico que nada tenían que ver con las vivencias que acababa de experimentar. Esa insistencia exterior de despertar al observador en mí se tradujo en una tensión entre el mundo de las cosas mesurables y el casi etéreo mundo alucinógeno. El observador interno, de acuerdo con su cometido investigador, exigía un informe más objetivo de las asombrosas experiencias que acababa de vivir. Tenía que describir, intentar conversar con mi acompañante, tolerar su ironía, su escepticismo, sus bromas y su ayuda, mientras que en el otro lado, la «plenitud de la historia» se burlaba de todas estas medidas protectoras racionales con gran vehemencia. Se trataba en parte (como en la escena anterior) de la misma sensación de ser absorbido: una habitación que conocía muy bien se vestía ahora con la atención de la vigilia. Constaté muy objetivamente la transformación y me acerqué a la pared. De repente me sentí entre hojas, un bosque, una oleada, la corona de un árbol, todo formaba una unidad conmigo, y yo flotaba suavemente en un mar de hojas verdes. Una voz me obliga a volver a la habitación, pero me siento inclinado hacia el sueño del bosque-pared y vuelvo a flotar. Intento encontrar a mi acompañante, pero no lo consigo. No logro separarme del bosque y las hojas. Mi mano golpea la pared. ¿Qué hay? Una dura pared – pared – pared – pared – uno – dos – tres – cuatro. Suspirando, me aparto de la pared –ahora la veo «allí»– y siento que me deslizo sin interrupción, balbuciendo confuso, de una escena a la otra, entrando en situaciones totalmente nuevas.

HANS PRINZHORN, extracto del artículo
«Entrückung durch Rauschgift» publicado en
la revista *Zeitschrift für Parapsychologie* en 1927.

La homeopatía obtiene a partir de la *Lophophora* un remedio denominado *Anhalonium* que se utiliza para tratar depresiones, dolores de cabeza, insomnio, estados de ansiedad y enfermedades psiquiátricas.

Lamentablemente, también existe una relación histórica entre los nazis y la mescalina. Para hablar de ello me remito a la obra revolucionaria de Werner Pieper, *Nazis on Speed*, que trata de este tema en el Tercer Reich y narra los experimentos realizados con mescalina en los campos de concentración. Entre otros, el doctor Thorsten Passie, médico filosófico e investigador psicodélico, describe las practicas científicas llevadas a cabo por aquel entonces con mescalina. Es un libro iluminador relacionado con las drogas lleno de documentos, historias y gráficos.

Más información sobre la historia, distribución, uso y características de los cactus rituales en la parte dedicada a los cactus enteógenos y en la bibliografía.

Personajes famosos y la mescalina

Existe una larga lista de personajes que han probado (y prueban) los efectos psicodélicos de la fenetilamina. Richard Alpert, Kurt Beringer, Lewis Carroll, Allen Ginsberg, Arthur Heffter, Albert Hofmann, Aldous Huxley, Terence McKenna, Tim Leary, Louis Lewin, Hans Prinzhorn y Alexander Shulgin sólo son algunos. Tras la ingesta, todos estaban fascinados con la experiencia sensorial y con el viaje tanto interior como exterior que les había procurado la mescalina. En la mayoría de los consumidores de mescalina, dominan los elementos visuales. Sobre ello, Arthur Heffter dice dos horas después de tomar 16,6 mg de mescalina:

> A menudo aparecía una serie de imágenes muy coloridas: diseños de tapices o mosaicos compuestos de tiras de colores que se movían muy rápidamente. Disparaban rayos de colores muy claros sobre el oscuro campo

> visual, más o menos como fuegos de artificio pero mucho más veloces. Todo eran representaciones de colores. Estas apariciones concluían con una serie de bonitos paisajes de bellas tonalidades.

También son comunes las sinestesias acústico-visuales inducidas por la mescalina. Así lo describe Kurt Beringer (1927):

> (...) bajo la influencia de la música la aparición tomaba más forma de banda, los tonos agudos, colores vivos y penetrantes y los tonos bajos, colores mates, inexpresivos y de una sola tonalidad (...).

Pero los viajes de la mescalina no siempre se experimentan como colores. Aldous Huxley (1992) no describe una experiencia puramente óptica, sino más bien una experiencia estético-sensual basada en el propio Yo: «Contemplaba las flores y en su luz vital descubría el equivalente a la respiración, pero era una respiración sin vuelta al punto de partida, sin una marea de retorno; sólo un fluir repetitivo de una belleza a otra belleza superior, del sentido profundo a un sentido más profundo todavía».

Con el descubrimiento e investigación del alcaloide LSD-25 y la psilocybina, que tienen una estructura química, potencia y efectos distintos a la mescalina, se pudieron relacionar las diferentes experiencias. Sobre la experiencia psicodélica con LSD-25, Albert Hofmann (1979) afirma:

> El efecto de la LSD-25, tal como se muestra en estas primeras investigaciones, no era nuevo para la ciencia. Se corresponde con el de la mescalina, uno de los alcaloides estudiados a finales de siglo. La mescalina es el

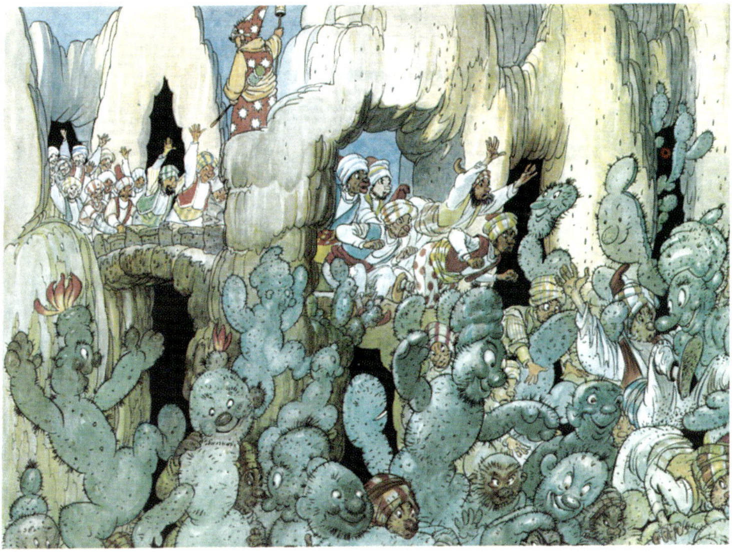

A menudo, en los cómics se han dibujado viñetas sobre cactus enteógenos. "La gruta del cactus" del libro infantil Mecki y los 40 ladrones, *ilustrado por Wilheim Petersen, editorial Lingen, Colonia 1950.*

componente psicoactivo del cactus mexicano *Lophophora williamsii.*

Victor A. Reko (1938) escribe sobre el peyote y sus efectos:

Cuando uno muerde una de estas cosas lo primero que hace es asombrarse y a continuación preguntarse a quién se le ocurrió decir que es comestible. Su sabor es malísimo, sabe a hierba amarga, y tras probarlo uno empieza a notar sensaciones desagradables parecidas a las de una intoxicación: presión en la cabeza, mareo, ganas de vomitar y fotofobia. Pasadas dos horas, estas sensaciones desaparecen y de repente irrumpe una terrible sensación de cansancio. Si uno se estira en este estado empiezan las alucinaciones: la sensación de mareo desaparece de repente y uno lo ve todo como en una

> mañana fresca. Todo está claro, con colores asombrosamente vivos y plásticos. Si se cierran los ojos, empiezan a girar ruedas de fuego de colores y fluyen rayos de luz multicolor como cascadas. (...) Este curioso estado alucinógeno se experimenta con cierta euforia y va ligado a un sentimiento de felicidad e indiferencia, así como a una sensación de superioridad espiritual (...).

Los psiconautas y los artistas descubrieron enseguida el potencial de los cactus rituales; es decir, de la mescalina. El crecimiento lento de la *Lophophora* ya representaba entonces un problema. Con el cultivo de setas alucinógenas se obtenían fuentes mucho más rápidas de alcaloides. Posteriormente, con el descubrimiento de la LSD-25, la población se ahorraba el complicado cultivo de los cactus. Los análisis químicos efectuados en América y Europa sobre los preparados de mescalina dieron como resultado que las mezclas que se vendían en el mercado negro eran falsas. Durante la década de 1960, a menudo se ofrecía a los consumidores LSD-25, DOM (2,5-dimetoxi-4-metilanfetamina) y otras sustancias bajo el nombre de mescalina. La razón era que la producción de la sustancia requería una síntesis complicada. Para una experiencia enteógena con mescalina hace falta una dosis muy superior a la de, por ejemplo, la LSD-25. Por lo tanto, ya nos podemos olvidar de los «papelitos con mescalina».

Las experiencias con mescalina tuvieron también mucha influencia en el arte. Escritores como Aldous Huxley (*Las puertas de la percepción* y *Cielo e infierno* son libros que narran experiencias con mescalina), Allen Ginsberg (su poema «Mescalina»), Hermann Hesse (*El lobo estepario*) o Günter Wallraff (*Mescalina*, 1968) escribieron sobre o bajo los efectos de la mescalina. La banda musical The Doors se denominaba así por el libro de Huxley, después de que su cantante, Jim Morrison, viviera una experiencia con mescalina. Peter Rowan, músico estadounidense de Bluegrass (de estilo country) escribió la canción «Mescalito Song». La banda de Seattle, Pearl Jam, extrajo su nombre de una mermelada que elaboraba la abuela del cantante con peyote y otras plantas psicoactivas (Pearl = abuela; Jam = mermelada). Además, existe en San Francisco una banda de rock psicodélica llamada The Wild Peyotes y una combinación de música trance denominada directamente Peyote (Album Alcatraz, R&S Records 1992).

Henri Michaux, pintor y poeta francés de procedencia belga, pintaba sobre peyote sus experiencias con la mescalina. Se dejaba guiar por la sustancia, que causaba en él una «reorientación del conocimiento».

En palabras del propio pintor (1956), «la mescalina maneja la forma, que nunca es una u otra de manera definitiva. No se ve. Se adivina». Michaux era sin duda un psiconauta y plasmó sus experiencias psicodélicas en varios escritos y cuadros surrealistas.

También los cómics han recurrido al tema de la mescalina y el peyote: como el dibujante Jeronaton o el padre de los Freak Brothers, Gilbert Shelton (La odisea mexicana), y en el cómic *Un indio viene a comer*, una televisión en blanco y negro se convertía, gracias a los botones de peyote, en una televisión a color (Rätsch, 1998).

Además de otros cómics, existen diversas historias y novelas con imágenes entre las que quiero resaltar *Im Reiche des Mescal* (*En*

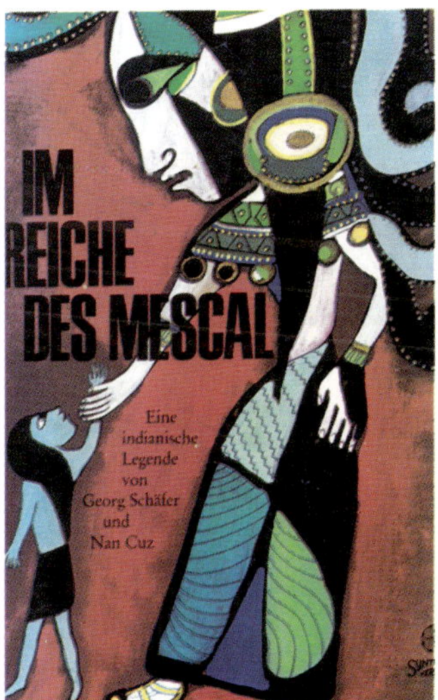

Versión alemana de En el reino del Mescal *(1968) de Georg Schäfer y Nan Cuz.*

el reino del Mescal) de Georg Schäfer y Nan Cuz (1968). En estos relatos se narra una leyenda india que, explicada de forma simple, cuenta la primera experiencia con peyote del pequeño Cabellera Negra. El libro en sí ya es un viaje. Hasta ahora no he encontrado una descripción que narre mejor y de forma más detallada y armónica un viaje con mescalina.

Bonita azucena, que floreces esta mañana, protégeme.
Reparte toda tu magia. Deja que mi vida sea larga.
Permíteme llegar a la edad en la que necesite usar
bastón. Te agradezco que propagues tu aroma.
Allí donde estás.

Pregaria tarahumara

Cactus y mitos

El cactus y el águila

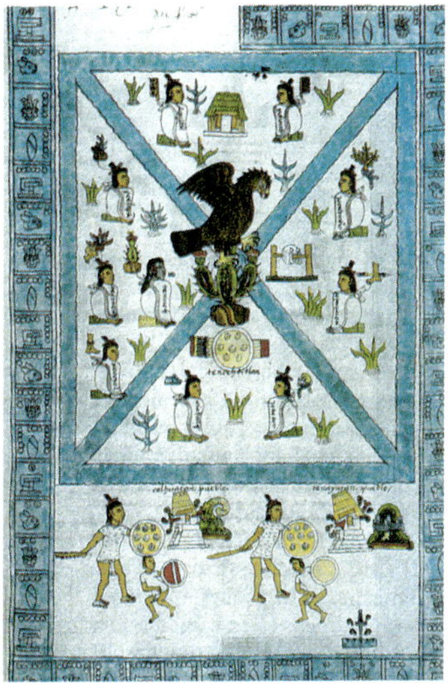

Fundación de Tenochtitlan.
Códice Mendocino (*s. XVI*).

Un sacerdote azteca soñó que el dios de la guerra Huitzilopochtli le decía: «Allí, en el cactus en el que se aposente para descansar un águila con una serpiente en el pico, quédate y construye una ciudad». Y en el año 1325 sucedió: unas tribus de chichimecas se desplazaron hasta el país de los toltecas. Por orden del sacerdote, una de estas tribus construyó la ciudad de Tenochtitlan («Lugar del sagrado cactus del sol») tal como pronosticó la visión del sacerdote. Esto ocurrió en el lago de Texcoco. En Tenochtitlan los chichimecas colocaron la primera piedra de la actual ciudad de México. Por eso en la bandera nacional mexicana se representa un cactus, un águila y una serpiente.

Huitznahuac – El santo desconocido

Bajo el nombre Huitznahuac se designa como dios a un cactus al que se le construyó un templo (Huitznahuacteopan) en

Tenochtitlan. Las espinas de este cactus, hasta hoy no identificado, servían de agujas en ceremonias en las que se extraía sangre para ofrendas.

Ofrenda humana

El *Echinocactus ingens* (Teocomitl o Huitznahuac) y el *Echinocactus grandis* (Hueicomitl) eran utilizados por los indios como mesas para hacer ofrendas (Texcatl). La ofrenda humana femenina era golpeada contra las rocas y posteriormente lanzada encima de un cactus grande. La ofrenda se dedicaba a Mixcoatl, la diosa de la caza. Otro método, no menos brutal, era el que se adoptaba en la ofrenda al dios de la guerra Huitzilopochtli. La víctima era lanzada encima del cactus y el sacerdote le arrancaba el corazón.

La opuntia sagrada y la opuntia mágica

Uno o más tipos –hoy en día desconocidos– de las opuntioideas fueron usados por los aztecas como plantas sagradas, y se representaban con el símbolo de un sol. Se las llamaba Teonochtli o «chumberas sagradas». Puede ser que exista una relación entre el nombre de este cactus y la ciudad de Tenochtitlan. Quizás estas plantas se cultivaban por sus propiedades psicotrópicas.

Las opuntias cilíndricas desempeñaban un papel importante en la magia azteca. Se les atribuía fuerzas sobrenaturales, razón por la cual solían elaborarse amuletos a partir de ellas. Se llevaban alrededor del cuello, o bien se colgaban en la vivienda, como arma contra los espíritus malignos.

El cactus como planta de consumo

Medicina, cosmética y belleza

A partir de brotes y flores de *Selenicereus grandiflorus* se elabora un medicamento homeopático para el corazón. El famoso cactus de peyote se utiliza en la medicina popular desde hace siglos para tratar el reuma y como medicamento contra el asma. El cactus *Lophophora* puede curar, además, otras enfermedades. Por otra parte, muchas variedades de la *Opuntia* son eficaces para el tratamiento de distintas enfermedades, como la diabetes.

Algunas partes de ejemplares grandes de *Opuntia* sirven como envolturas frescas. En Sudamérica se utiliza las espinas de distintos cactus (*Pachycereus pectenarboriginum*) como palillos y para hacer peines.

Uso cotidiano

La pelusa de algunas especies se usaban tradicionalmente como relleno de almohadas y sábanas. Con la lana de algunos cactus columnares se rellenaban colchones.

Las espinas largas y duras del *Cereus hildmannianus* y algunos tipos de *Mammillaria* se empleaban como agujas para coser. A su vez, en el oeste de la India se utilizaban *Melocactus* partidos y vaciados como sombrero.

Los brotes de *Opuntia* cortados muy pequeños se usaban para desinfectar y conservar el agua potable. De trozos vaciados y secos de saguaro (*Carnegiea gigantea*) se hacían buzones provisionales, pero suficientemente funcionales.

Dos tipos de la especie *Stenocereus* contienen un jugo narcótico que se utiliza para pescar. Las espinas en forma de gancho de la *Mammillaria bocasana* y otras especies emparentadas servían como ganchos para pescar.

Material de construcción

Algunos cactus columnares y ciertos tipos de *Opuntia* son utilizados (Centroamérica, Sudamérica y norte de África) como sustitutos de la madera. Se emplean, por lo tanto, como material de construcción o para hacer muebles. También para hacer vallas o como setos para casas, patios o terrenos. Incluso se fabrican con ellos ventanas, marcos de puertas, ruedas y herramientas. Además, los cactus arbóreos grandes se usan a menudo como combustible.

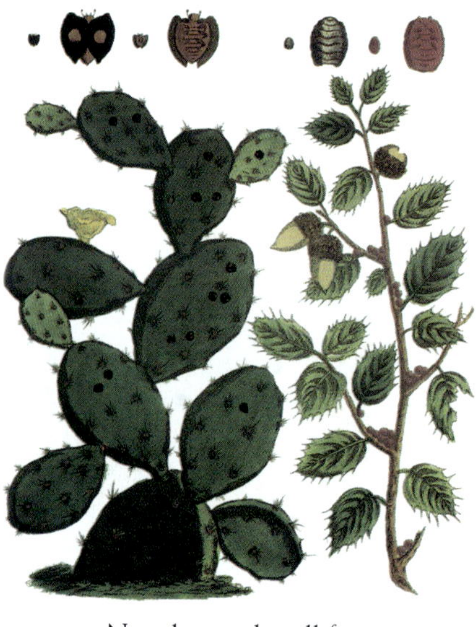

Nopalea cochinellifera.
Ilustración de F.J. Bertuch, Weimar 1810.

En las *Opuntia coccenillifera* (Nopalnochetzli) se instalan una especie de cochinillas (nochetzli) con propiedades colorantes. Tradicionalmente, estos insectos se retiran de los cactus y se hierven con vapor de agua; posteriormente se secan. Las hembras secadas al sol y pulverizadas se convierten en un pigmento rojo o azul. Los machos producen un color escarlata.

Esta manera de elaborar colores fue descubierta por los aztecas. Los españoles que en el siglo XVI llegaron a México se quedaron tan impresionados de este proceso, que lo adoptaron inmediatamente.

Regalos artesanales

Increíble pero cierto: muchas opuntias llevadas a Australia y al sur de África se convirtieron en una plaga a causa de sus espinas. Los pequeños ramilletes de espinas con forma de gancho se clavaban en la boca de los animales cuando éstos los consumían. Esta cuestión tan dolorosa hace que las opuntias no sean comestibles para los animales, lo que permitió una rápida propagación. Sólo un remedio natural llevado a cabo por el estado –la introducción de una especie de orugas devoradoras de cactus– frenó el peligro.

Muchas partes del cactus, como las espinas y los brotes secos o las raíces, se utilizan en Centroamérica, México y en el norte de África para elaborar regalos artesanales.

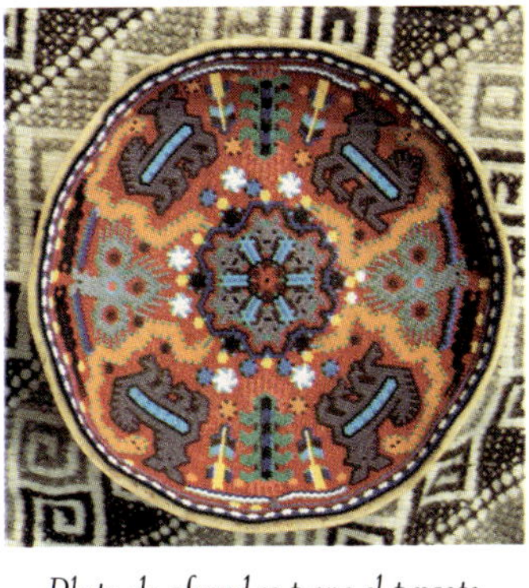

Plato de ofrendas para el peyote. Arte huichol.

Estos recuerdos pueden encontrarse en los mercados o en vendedores ambulantes.

En algunas partes de México el cactus gigante *Carnegiea gigantea* se usa como árbol de navidad. Se decora y se colocan los regalos bajo el mismo, como si se tratara de un abeto. Pero el cactus no se pone en el salón, sino que permanece en el exterior.

> La Tierra está enferma y muere. Las tierras de los indios huichol, escondidos en lo alto de las montañas de Sierra Madre en el noroeste de México, mueren. Los bosques menguan, el agua es difícil de encontrar y los animales desaparecen. La humanidad tiene que ser guardián de la tierra; guardián de todos los que habitan en ella;un corazón con todas sus criaturas. Los hombres tienen que aprender a compartir las lágrimas de cada criatura, sentir el dolor del animal herido, cada tallo aplastado en el fondo de su corazón; la Madre Tierra es nuestra carne; las rocas, nuestras piernas; los ríos, la sangre de nuestras venas.
>
> *Proverbio huichol*

Fuentes consultadas para este capítulo: Backeberg 1974, Götz & Gröner 2000, Haustein 1998 y Hewitt 1993.

Cactus comestibles

La historia del cactus como alimento

Los primeros consumidores de cactus procedían de México. Descubrimientos arqueológicos (basados en excrementos humanos mineralizados) demuestran que desde el 7000 a.C. los humanos comían frutos de la *Opuntia*, popularmente conocida como chumbera o higuera de Indias. Apreciaban el sabor delicioso de este cactus y sus beneficios medicinales. Los consumidores de higos chumbos descubrieron también que la ingesta regular les hacía menos propensos a contraer diabetes, infecciones de vesícula, trastornos de próstata y muchas otras enfermedades.

Mientras tanto, en muchas partes del mundo –Europa, América, India, norte de África y Australia– el consumo de cactus es algo habitual. En el centro experimental de plantas de Geisenheim (Alemania) incluso se llevaron a cabo intentos de híbridos con opuntias. Se trata, al fin y al cabo, de que los cactus no tengan espinas y puedan consumirse como la verdura.

Qué se prepara a partir del cactus

En México se comen muchas partes de la opuntia o chumbera. Los capullos se comen tal cual, los frutos se consumen como fruta (en otras partes del mundo también como postre), sus coloridas flores se transforman en una especie de muesli, los brotes se usan como verdura y los nopalitos (los brotes jóvenes de la *Opuntia ficus-indica*) se sirven de acompañamiento a verduras, ensaladas y sopas.

El contenido en nutrientes de una ensalada de opuntia es menor al de la lechuga, ya que lamentablemente el cactus tiene muy pocos nutrientes y vitaminas.

A partir de las semillas molidas, también se elabora harina para pan y pastas. En algunas partes de México y África, la opuntia se procesa de modo industrial. Del cactus se prepara alcohol para friegas, aguardiente, jalea, sirope, miel (que produce la abeja *Apis mellifica*), queso de tuna (fruta del nopal), mermelada, mosto (colonche), paté, ensalada de tunas, frutos secos, vino y bebidas refrescantes.

Actualmente, aún se pueden ver en México huertos de cactus. También en Europa se pueden encontrar higos chumbos en tiendas especializadas. En las islas Canarias, por ejemplo, se elabora aguardiente o infusiones a partir de las opuntias.

Existen productos comerciales de opuntia como complemento alimenticio o como tranquilizante natural.

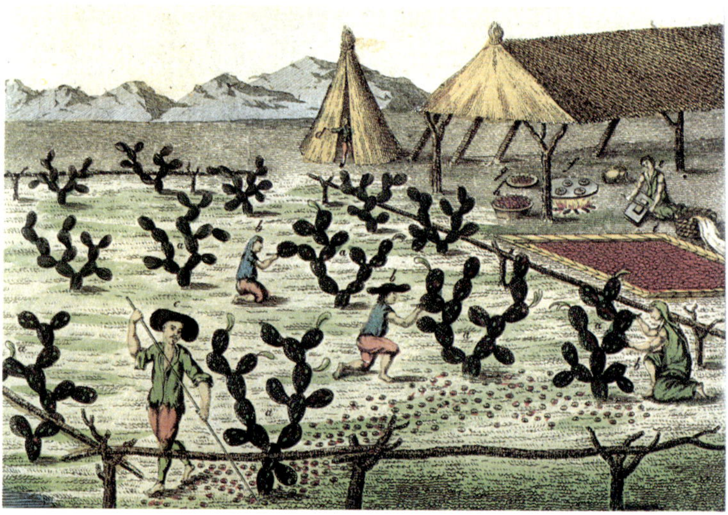

Nopalea cochinellifera. *Ilustración de F.J. Bertuch, Weimar 1810.*

Cactus comestibles

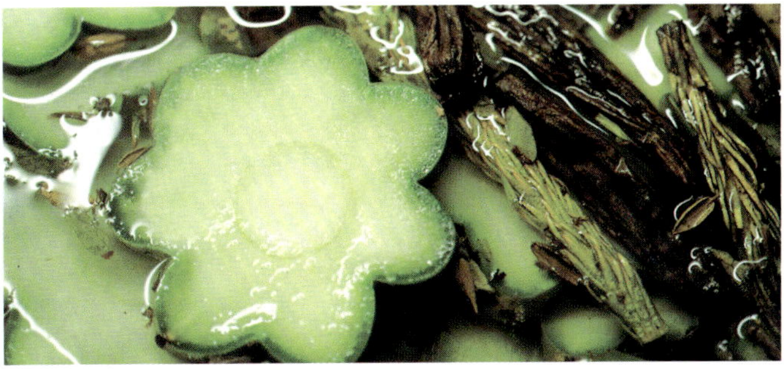

Pócima de san Pedro

Carnegiea gigantea, *Echinocactus* (algunas variedades), *Echinocereus* (algunas variedades), *Echinopsis pasacana*, *Epithelantha micromeris*, *Espsotoa lanata*, *Ferocactus* (algunas variedades), *Hylocereus* (algunas variedades), *Lemaireocereus marginatus*, *Mila*, *Myrtillocactus geometrizans*, *Neowerdermannia vorwerkii*, *Opuntia* (muchas variedades), *Pereskia portula-cifolia* y *Selenicereus megalanthus*.

Además, algunos cactus rastreros como los del tipo *Cereus*, *Mammillaria* y *Echinopsis*, así como algunos cactus epifíticos.

Fuentes consultadas para este capítulo: Backeberg 1974, Götz & Gröner 2000, Haustein 1998, Hewitt 1993 y Hoffmann & Haage 1998.

Cactus enteógenos

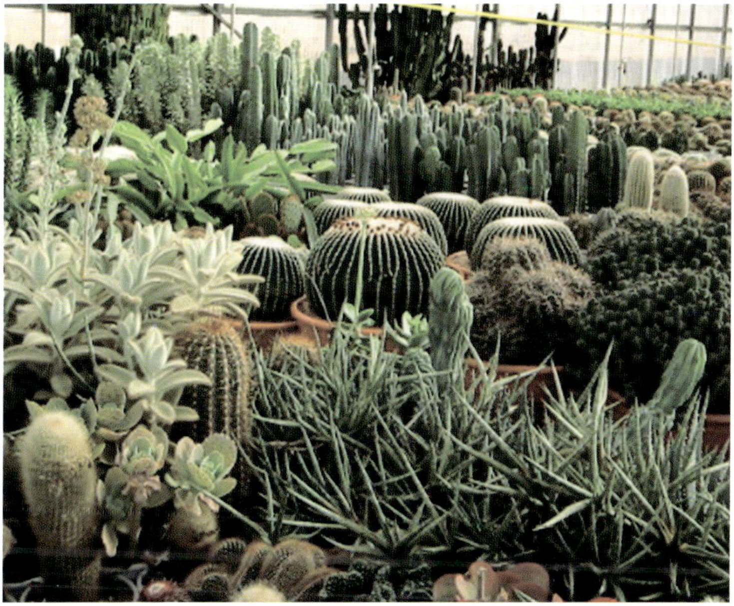

Introducción

Este capítulo no es más que un panorama general de los cactus enteógenos. Lamentablemente, en algunos cactus (utilizados en rituales) no se han podido identificar hasta ahora los componentes psicotrópicos. En otros se han descubierto componentes parecidos al azúcar o al ácido cítrico, que en ningún caso tienen efectos psicoactivos. Por esta razón, el poder psicoactivo de estas especies no es más que un mito. En algunos documentos sobre el tema se considera la hordenina (también anhalina; N,N-dimetil tiramina) de algunos cactus como una sustancia enteógena (Rätsch, 1998). Sin embargo, Jochen Gartz comprobó por sí mismo tras la revisión del manuscrito que la hordenina no es psicoactiva. Rätsch, contrariamente, afirma que tomada en grandes dosis la hordenina podría tener efectos psicotrópicos.

He elaborado una lista de los cactus mencionados aquí que se puede consultar en *www.psychedelic-education.org*, en que incluyo la nomenclatura y la composición de cada planta.

Con la ayuda de este libro y de un diccionario de cactus, o con el catálogo de un centro de jardinería especializado, es posible identificar las especies para adquirirlas. El glosario del final del libro representa, en este sentido, una pequeña ayuda para futuras investigaciones.

Los cactus cultivados en Europa no tienen el mismo contenido de sustancias activas que en su país de origen, aunque con algunos trucos se puede manipular la producción de alcaloides. Pero éste no es el propósito de este libro. Quien quiera informarse al respecto, puede consultar el libro de Adam Gottlieb.

Nomenclatura de los cactus

El nombre y la traducción de las diferentes plantas es un asunto complicado. Hay tantas especies distintas de cactus, que muchos de ellos no tienen traducción. Por lo tanto se ha optado por poner en primer lugar la denominación botánica en latín o griego.

Las personas sin conocimientos científicos no entenderían muchos de los nombres, por esta razón designo la mayor parte de las plantas con su nombre antiguo. Es más probable que alguien haya oído el nombre *Trichocereus peruvianus* que *Echinopsis peruviana*. Los cactus o las especies que hasta ahora (otoño 2002) tienen además otro nombre botánico se ha incluido ambos. En el Anexo del libro se encuentra la lista de ambas denominaciones.

En cuanto a los sinónimos, he optado por prescindir de la mayoría. Algunos cactus tienen numerosos sinónimos. Una lista exhaustiva con todos los nombres despistaría más al lector que no le ayudaría. Los grandes centros de jardinería designan normalmente a las plantas por su nombre latín o griego tradicional, de manera que no representa ningún problema encontrar, por ejemplo un *Trichocereus*. Si aún así se encuentra con problemas para adquirir una planta, puede dirigirse al autor.

A veces, bajo el nombre de la especie, entre paréntesis, se halla el nombre del científico que descubrió la planta. Por ejemplo: (Engelm.) Lem.

Uso de las plantas

Antes de nada, una advertencia: ¡El autor no aconseja llevar a cabo experimentos! El consumo de una planta psicoactiva desconocida supone un factor de riesgo para la salud. A excepción del peyote o el san Pedro, se sabe muy poco sobre el uso de cactus enteógenos. Los indios que consumen especies desconocidas para nosotros tienen un conocimiento y una experiencia del que aquí carecemos. Por lo tanto, mejor abstenerse de pruebas.

Cuando se habla del consumo de toda una planta, no significa que todo el cactus, inclusive la raíz, sea comestible. Los cactus suelen cortarse por la base para que del tronco puedan crecer nuevos brotes. Por lo que, es innecesario destruir todo un cactus para un único uso.

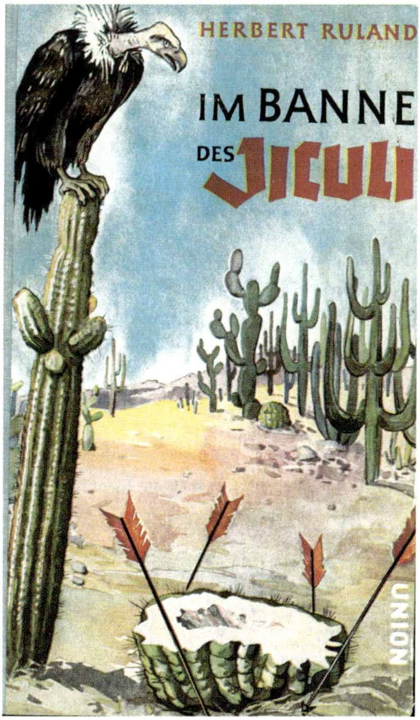

Cubierta de libro de 1955 en que se representa la caza del peyote, el águila y el cactus, tan importantes en la simbología mexicana.

Acanthocereus subinermis

Salm-Dyck

Historia

Brasil, Guatemala, Caribe, Colombia, México, Estados Unidos y Venezuela. En México se utiliza como enteógeno o como ingrediente de una mezcla para rituales (Smith, 1998).

Uso

Este cactus sin espinas se seca, se corta y se consume como en el curso de un ritual. Hasta ahora aún no se ha descubierto qué dosis se necesita para que sus componentes sean efectivos.

Características

Este cactus trepador en forma de columna tiene entre dos y siete nervaduras. Sus flores blancas y espinosas pueden tener hasta 15 cm de largo. Florece de noche. Se reproduce sembrándolo o mediante esquejes.

Aporocactus flagelliformis (=*Disocactus*)

(L.) Lem.

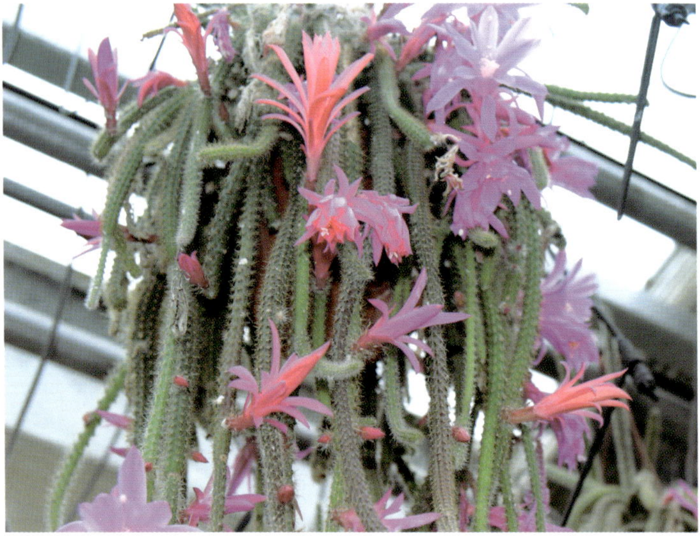

Sus ramificaciones pueden llegar a medir hasta metro y medio de largo.

Historia

México y Sudamérica. Se utiliza en la región mexicana de Hidalgo junto al peyote (Smith, 1998). Hasta ahora aún no se ha investigado si el *Aporocactus* es psicoactivo, aunque su uso ritual indica que es bastante probable.

Uso

Este cactus espinoso y de brotes pequeños se pela y se seca antes de ser consumido. Se toma en un ritual junto con botones de peyote. Aunque aún se desconoce en qué dosis es efectivo, sus componentes parecen potenciar el efecto de la mescalina. De hecho, el *Aporocactus* tiene algún contenido de mescalina o, como mínimo, una sustancia inhibidora de la

MAO (enzima monoamina oxidasa) parecida a la harmina. También existe la posibilidad de que este tipo de cactus no tenga por sí solo componentes activos, pero que mezclado con otros cactus produzca efecto.

Características

Sus ramificaciones miden hasta metro y medio de largo y 2 cm de ancho, con brotes colgantes. Posee entre diez y catorce nervaduras y hasta veinte espinas de color marrón. Sus flores rosadas presentan dos caras de 8 cm de largo. Se reproduce sembrándolo o mediante esquejes. El *Aporocactus* se asocia actualmente al *Disocactus*.

Ariocarpus spp.

Scheidweiler (Roseocactus A. Berger, Neogomesia Castaneda)

Falso peyote, tsuwiri

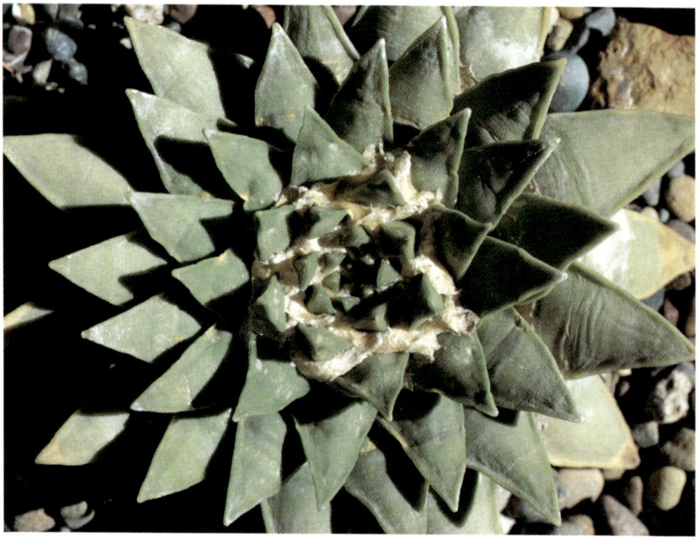

Ariocarpus fissuratus

Especies psicoactivas

Ariocarpus agavoides
Ariocarpus bravoanus
Ariocarpus fissuratus
Ariocarpus kotschoubeyanus
Ariocarpus retusus
Ariocarpus scapharostrus
Ariocarpus trigonus

Historia

Sur de Texas y México. Se utilizaba y se usa como sustituto del peyote en ceremonias y, como a éste, se le atribuyen cualidades mágicas. Los huichol denominan tsuwiri al *A. retusus*, que significa malo, peligroso o falso peyote. Para los huichol es una planta perniciosa, que influye de forma negativa en el espíritu, razón por la cual alertan contra su uso. Los tarahumara creen en el poder mágico del cactus, por ejemplo para ahuyentar los ladrones[1].

Principios activos

Fenetilamina (por ejemplo hordenina) y otros.

Uso

Esta interesante especie de cactus pequeños se seca y se consume en grandes cantidades (unos cinco ejemplares por persona o hasta que se note algún efecto.) Muchas veces se prepara una poción a partir de la planta pulverizada, que se toma como en la ceremonia del peyote. En México, las especies de *Ariocarpus* (principalmente del tipo *A. retusus*) se utilizan en rituales mágicos. El sabor dulce del *A. agavoides* hace que sea muy apreciado por los niños (Berger, 2002; Schultes & Hofmann, 1998 y Smith, 1998 & 2001).

Características

El *Ariocarpus* es un cactus de hasta 30 cm de ancho con forma plana y redondeada. Sus hojas parecen verrugas en forma de espiral y muy pocas veces presenta espinas. Crece en el noroeste de México y vive en la caliza. Su raíz se asemeja a un nabo y sus flores tienen forma de embudo. Son de color rosa pálido, carmín o amarillo. El *Ariocarpus* no es un cactus para principiantes. Necesita terrenos calcáreos y arcillosos, así como muy poca agua (menos que otras especies). Se reproduce a través de la siembra. A diferencia de otros cactus, el *Ariocarpus* prefiere el verano como tiempo de descanso (Berger, 2002).

1. Berger 2002, Braga & McLaughlin 1969, Bruhm 1975, Furst 1971 & 1998, McLaughlin 1969, Neal & McLaughlin 1970, Neal *et al* 1971, Norquist & McLaughlin 1971, Rätsch 1998, Schultes & Hofmann 1998, Speir *et al* 1970, Trenary 1997 y Trout 1997.

Armatocereus laetus

(H.B.K) Backeb.

Pishicol blanco, pishicol (Perú)

Historia

Ecuador, Colombia y Perú. Se utiliza en Perú (Huancabamba) en rituales de la tradición del san Pedro (Rätsch, 1998 y Smith, 1998 & 2001) (ver *Trichocereus pachanoi*). Todavía se desconocen sus componentes. Hasta ahora no se le atribuye un contenido en mescalina.

Uso

Este cactus se prepara y se consume como el *Trichocereus*. Primero se secan 20 cm de la planta fresca y después se seca un trozo de unos 10 cm para su consumo.

Características

Cactus arboriforme y en forma de columna tiene de tres a once nervaduras. Tiene flores blancas o rojas con forma de embudo de hasta 10 cm de largo y frutos ovalados. Se reproduce sembrándolo.

Astrophytum spp.

Lem.

Peyote cimarrón, peyote salvaje, peyote

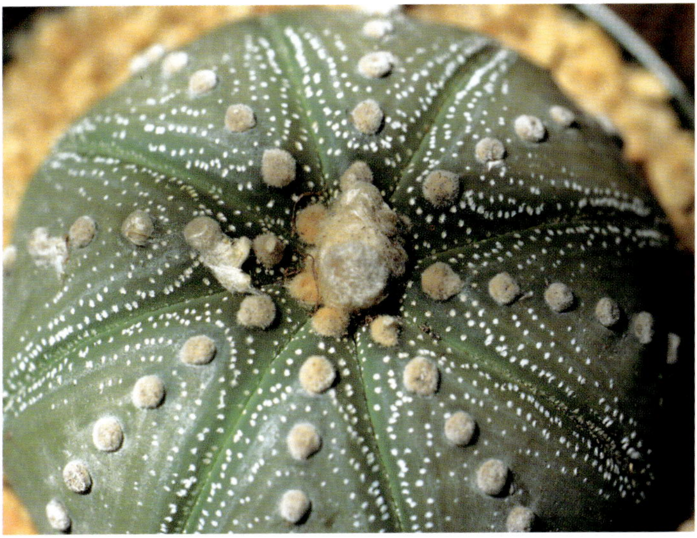

Los Astrophytum *suelen tener copos en las nervaduras radiales.*

Especies psicoactivas

Astrophytum asterias
Astrophytum capricorne
Astrophytum myriostigma

Historia

Estepa de Centroamérica. Los tarahumara llaman a este cactus peyote, peyote cimarrón o peyote salvaje (Gottlieb, 1977 y Rätsch, 1998) y lo utilizan en tiempos de escasez de peyote.

Uso

La pulpa seca se come o bien se usa como ingrediente de una poción mágica. Hasta ahora se desconocen sus componentes y la dosis efectiva. ¡Por esta razón recomiendo ir con cuidado!

Características

Cactus de cuerpo globular con hasta tres o ninguna nervadura y flores con forma de embudo. Crece en México y Texas en suelos calcáreos. Algunas especies no tienen espinas (*A. myriostigma, A. asterias, A. crassispinum, A. coahuilense*) y otras presentan algunas (*A. ornatum, A. capricorne, A. senile*).

Los *Astrophytum* suelen tener copos en las nervaduras radiales. Este tipo de cactus requiere un sustrato mineral. Normalmente se cultiva por germinación, pues sus semillas crecen muy rápido. El injerto en una planta joven también resulta muy efectivo, pues este cactus es muy sensible a las raíces húmedas. Por esta razón no es aconsejable el injerto en un cactus más grande.

El *Astrophytum* también se reproduce mediante esquejes. Para ello se corta la planta por la mitad, se deja secar el plantón y se espera a que crezcan las raíces. Del cactus base crecerán rápidamente nuevas plantas.

Aztekium ritteri

(Böd) Böd

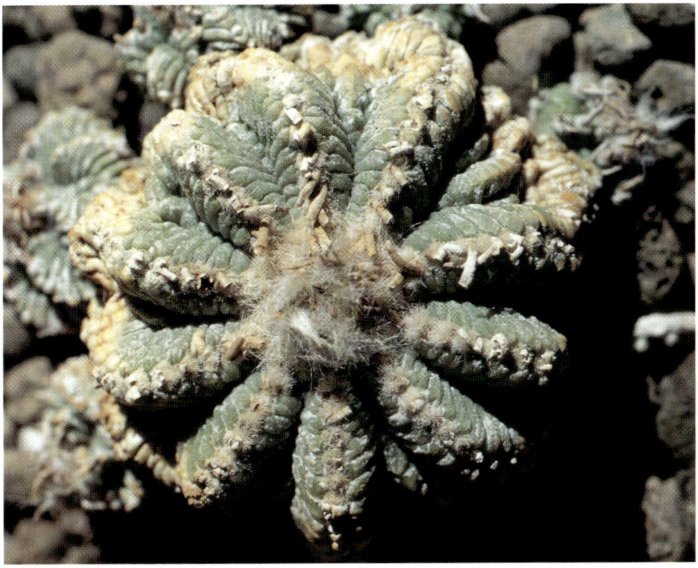

El nombre de este cactus rinde homenaje a las ruinas aztecas.

Historia

México (estado de Nuevo León). Los tarahumara y otros pueblos afines consideran que este cactus es sagrado. En tiempos de escasez de peyote, se utiliza como parte de un ritual junto al *Ariocarpus* y el *Astrophytum* (Gottlieb, 1977; Rätsch, 1998; Smith, 1998; Trenary, 1997 y Trout, 1997).

Principios activos

Posiblemente mescalina, hordenina, analidina y pellotina.

Uso

Se pelan de dos a cinco plantas y se comen.

Características

Especie con pocas espinas. Tiene flores con forma de trompeta de color variable, entre el blanco y el rosa oscuro. Su epidermis presenta arrugas y es de color gris verdoso. Este cactus recibió el nombre *Aztekium* porque sus arrugas recuerdan a las ruinas aztecas. Se reproduce mediante injerto o la plantación de semillas.

Azureocereus ayacuchensis (=*Browningia*)

Akers et Johnson

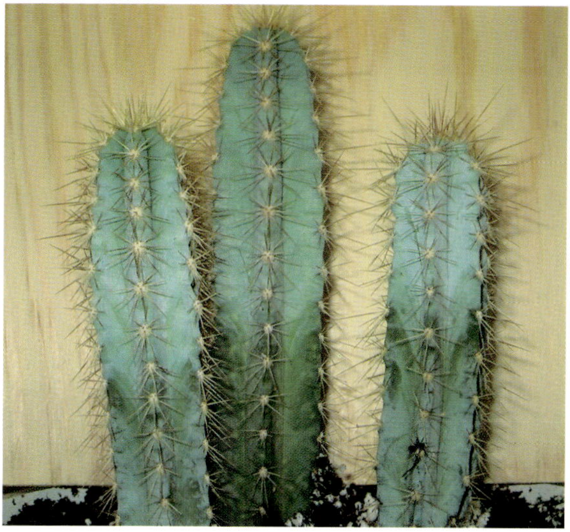

Historia

Perú y Chile. Se utiliza como ingrediente en el ritual de san Pedro (Trenary, 1997).

Principios activos

Un tipo de fenetilamina que tomada oralmente no resulta efectiva (Shulgin, 1990).

Uso

Se consumen trozos pelados, secos o al natural, junto a las especies *Lophophora* y/o *Trichocereus*.

Características

Cactus columnar con flores gruesas que brotan de noche y espinas uniformes y suaves. Actualmente se asocia al *Browningia*.

Backebergia militaris (=Pachycereus) *(Audot) Sanchez-Mej.*

Historia

Oeste de México. En Guerrero y Michoacán, los chamanes y los visionarios lo utilizan para pronosticar el futuro (Trenary, 1997 y Ferrigni *et al*, 1984).

Principios activos

Isoquinolina y fenetilamina.

Uso

Con el estómago vacío, se toma más o menos 30 cm de este cactus sin espinas. A veces también se elabora al fuego como una poción. Para ello se necesitan brotes frescos, que se cortan en trozos muy pequeños y se hierven varias horas en agua.

Características

Cactus columnar que, en estado salvaje, puede llegar a medir hasta 18 m y, en cultivos, hasta 6 metros. Tiene entre cinco y once nervaduras, de siete a trece espinas radiales y hasta cuatro espinas centrales. Posee flores de color naranja de unos 7 cm de largo, además de un *Cephalium* (lanosidad larga y suave en la cabeza de la planta) espeso y erizado. Actualmente se asocia al *Pachycereus*.

Carnegiea gigantea

(Engelm.) Br. et R.

Cardón grande, saguaro, hojepe, moxeppe, pitahaya, sahuro, suhuara

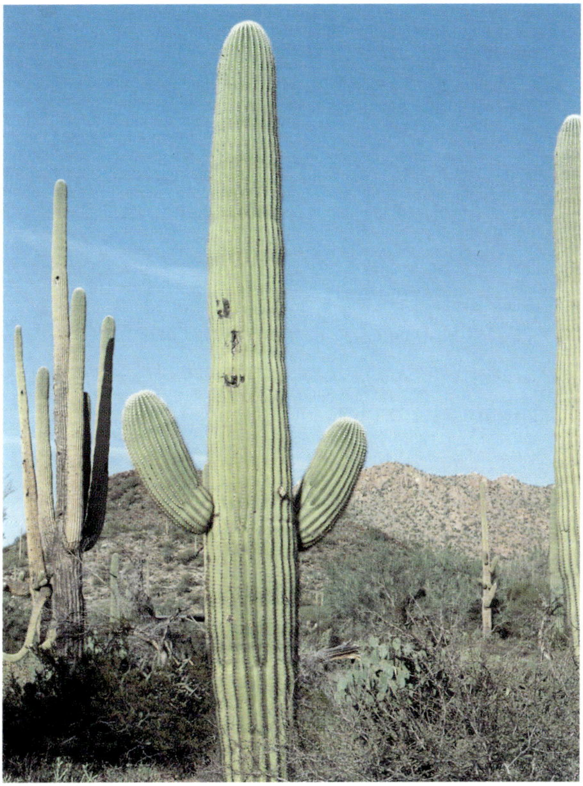

Historia

México (actualmente también Estados Unidos). A partir de su fruto se elabora vino.

Este cactus aparece en una leyenda de los tohono o'odham (antes llamado papago, procede del norte de Arizona). Cuenta la metamorfosis de un niño que se perdió en el desierto y cayó en el nido de una tarántula, del que salió en forma de cactus saguaro.

El vino elaborado a partir del *Carnegiea gigantea* es bebido por los tohono o'odham en sus ceremonias rituales para propiciar la lluvia. Los seri, una tribu del desierto mexicano, creen también que el saguaro es la metamorfosis de un ser humano. Por esta razón, tras el nacimiento de un niño entierran la placenta cerca de una raíz de *Carnegiea*[2].

Principios activos

Arizonina, gigantina, carnegina, norcarnegina (salsolidina), dopamina, heliamina, isochinolina, fenetilamina y otros. Tomadas de forma oral, estas sustancias son inactivas.

Uso

Se retiran las espinas de una parte del cactus y, tras pelarlo, se calienta al fuego. En las enfermedades reumáticas, se aplica a las partes del cuerpo donde hay dolor. Del fruto de este cactus se elabora, tras su fermentación, una bebida alcohólica parecida al vino o a la cerveza (Rätsch, 1998 y Schultes & Hofmann, 1998).

Características

Cactus columnar en forma de candelabro que crece verticalmente a un ritmo muy lento. Puede llegar a medir 15 metros. Tiene flores blancas, a veces de color verde, y entre doce y veinticuatro nervaduras. Sus brotes son de color verde oscuro. Posee muchas espinas y tiene frutos comestibles. Se reproduce sembrándolo o mediante esquejes.

2. Rätsch 1998, Pummangura *et al* 1982, Schultes & Hofmann 1998, Smith 1998 & 2001 y Trenary 1997.

Cephalocereus spp.

Pfeiff.

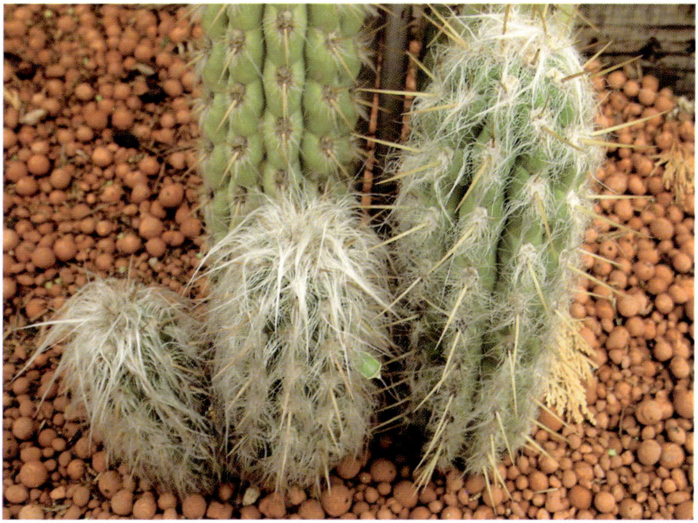

Es un cactus columnar con muchas espinas.

Especies psicoactivas

Cephalocereus chrysacanthus
Cephalocereus senilis

Historia

México. Este cactus se usa muy poco, porque tiene muchas espinas. Se supone que es un análogo del san Pedro (Trenary, 1997), motivo por el que a veces se utiliza como sustituto.

Uso

De forma muy laboriosa se retiran las espinas y se pela. Los ejemplares jóvenes, menores de 4 años, se comen enteros. De los ejemplares viejos sólo se consumen 40 cm del cuerpo. Se desaconseja totalmente consumir por cuenta propia este cactus, pues sus componentes todavía se desconocen.

Características

Cactus piloso columnar con muchas espinas. El *Cephalium* tiene una flor con un depósito de néctar que brota durante la noche. Posee además protuberancias pilosas con escamas. Sus frutos son secos y lanudos. Se reproduce sembrándolo o mediante esquejes.

Cereus spp.

Mill.

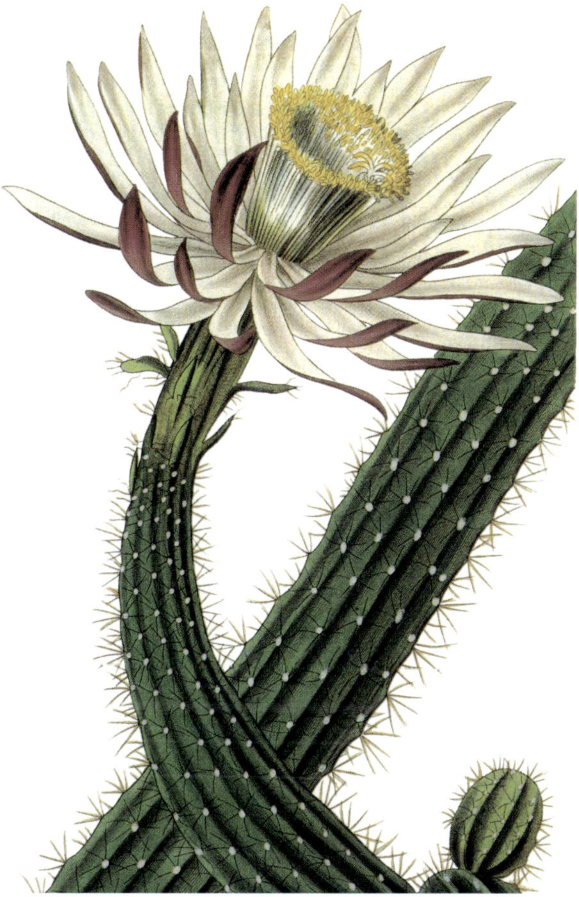

Cereus serpentinus. *Ilustración de William Curtis,*
Curti's Botanical Magazine, *Londres 1787.*

Especies psicoactivas

Cereus alacriportanus
Cereus forbesii
Cereus glaucus
Cereus peruvianus
Cereus peruvianus var. *monstruosus*
Cereus scandens

Cereus grandiflorus
Cereus jamacaru
Cereus serpentinus
Cereus validus

Historia

Argentina, Brasil, Bolivia, Colombia, Paraguay, Surinam, Tobago, Uruguay y Venezuela. Este tipo de cactus se utiliza principalmente en Perú como complemento del peyote o como sustituto. Su consumo es poco frecuente (Rätsch, 1998 y Trenary, 1997).

Principios activos

Mescalina y otras fenetilaminas.

Uso

Se consume, junto con el peyote, en forma de trozos secos y sin espinas. Algunos cactus del tipo *Cereus* contienen psicotrópicos, de los cuales muchos todavía no han sido investigados. El *Cereus jamacaru* posee cafeína (Rätsch, 1998). Dado que la concentración de alcaloides varía de una especie a otra, hasta ahora ha sido imposible especificar qué dosis de consumo es la adecuada.

Características

Especie procedente de Sudamérica que suele crecer muy rápido. Es un cactus columnar con forma de candelabro. En estado salvaje, puede llegar a medir 25 metros. Posee entre tres y doce nervaduras y muchas espinas. Sus flores suelen ser blancas. Los frutos de algunas especies son comestibles. Se reproduce sembrándolo o mediante esquejes.

Cleistocactus spp.

Lem.

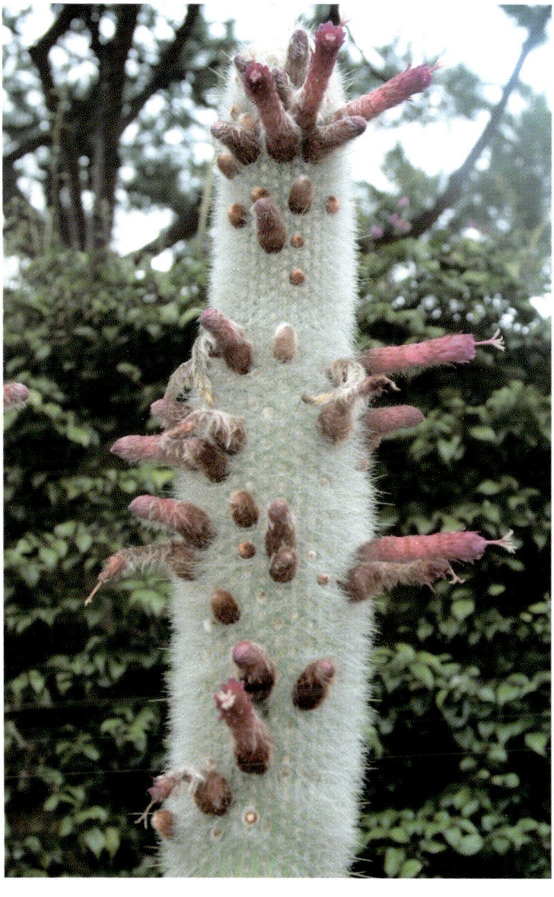

Historia

Argentina, Bolivia, Paraguay, Perú y Uruguay. Se utiliza principalmente en Perú junto al *Trichocereus* (Trenary, 1997). Aún no está claro qué cactus de las 20 especies son psicoactivos. Por esta razón es urgente analizarlos.

Uso

Como en los *Backebergia*, *Cereus*, *Trichocereus* y otros.

Características

Cactus columnar de rápido crecimiento. Tiene muchas espinas y ramas, y entre diez y treinta nervaduras. Algunos ejemplares poseen un *Pseudocephalium*. Presenta flores rojas, verdes o amarillas, y frutos pequeños y redondos. Muchos se reproducen por autogerminación.

Los *Cleistocactus* necesitan para vivir sustratos muy ricos en nutrientes, además de abundante luz y humedad. Se cultivan sembrándolos o mediante esquejes.

Coryphantha spp.

(Engelm.) Lem.

Huevos de coyote, mulato, doña Ana, donana, bakana

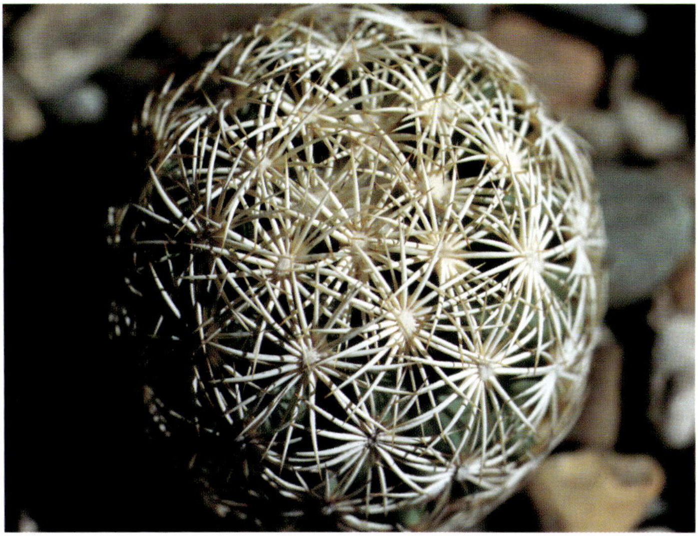

Coryphantha echinata

Especies psicoactivas

Coryphantha bumamma
Coryphantha calipensis
Coryphantha compacta
Coryphantha cornifera
Coryphantha cornifera var. *echinus*
Coryphantha durangensis
Coryphantha elephantidens
Coryphantha greenwoodii
Coryphantha missouriensis
Coryphantha ottonis
Coryphantha palmeri
Coryphantha pectinata
Coryphantha poselgeriana
Coryphantha radians
Coryphantha ramillosa
Coryphantha vivipara
Neocoryphantha macromeris subsp. Macromeris
Neocoryphantha macromeris subsp. Runyonii

Historia

México. Muchas especies crecen también en Canadá o Colombia. El *Coryphantha macromeris*, más conocido como donana (o doña Ana), se utiliza en el norte de México con fines médicos.

En el mundo psicodélico, el doña Ana es el *Coryphantha* más conocido. Está compuesto por macromerina, un alcaloide que actúa de forma parecida a la mescalina, a pesar de que sólo tiene 1/5 parte de sus principios activos. La composición química se encuentra en el apartado «Wirkstoffe» (principios activos) de mi página web *www.psychedelic-education.org*

El *Coryphantha* posee tan poca cantidad de este alcaloide que es necesario, antes de tomarlo, extraerlo para no tener así que consumir grandes dosis de cactus.

Cómo se extrae el alcaloide y qué métodos son los adecuados se explica en el libro de Adam Gottlieb (1977). El *C. palmeri* se utiliza en México de forma parecida al doña Ana. El *Coryphantha elephantidens* se vende asimismo en los mercados mexicanos con el nombre de peyote[3].

Principios activos

Macromerina, así como sustancias que tomadas de forma oral no son efectivas, hordenina, normacromerina y otras fenetilaminas y metiltiramina

Uso

El consumo de *Coryphantha* suele ser desagradable. Para llevar a cabo una experiencia enteógena es necesario un kilo de tejido seco o bien 10 kilos de tejido fresco. Se retrian las espinas y se pela.

3. Gottlieb 1977, Rätsch 1998, Meyer *et al* 1983, Schuldes 2001, Schultes & Hofmann 1998, Smith 1998 & 2001, Trenary 1997 y Trout 1997.

A veces también se elabora una infusión con seis o veinte ejemplares de *Coryphantha*. Para ello se machacan trozos pelados y secos, que posteriormente se hierven durante varias horas. Del *C. compacta* se comen de ocho a doce ejemplares frescos (Gottlieb, 1977 y Rätsch, 1998).

Características

El *Coryphantha* es un cactus que crece en las cumbres (Del gr. *koryphe*, cumbre y *anthos*, flor). Es parecido al *Astrophytum* y como éste, es muy sensible a la humedad. Todas las especies tienen espinas. Posee flores amarillas, blancas o rojas. El *Coryphantha* se reproduce sembrándolo o mediante esquejes. Actualmente la especie se divide en *Neocoryphantha* y *Coryphantha*.

Denmoza rhodacantha

(Salm-Dyck) Br. et R.

Historia

Argentina. Se utiliza en Tucumán como ingrediente de una bebida para rituales mágicos (Trenary, 1997).

Principios activos

Fenetilamina y otros.

Uso

Se retiran las espinas de dos o tres cactus y se dejan cocer varias horas. Una vez la decocción se ha enfriado, puede beberse.

Características

Planta procedente de Argentina de forma globular y a veces de columna. El *Denmoza*, en estado salvaje, puede llegar a medir un metro y medio. Cultivado suele ser más pequeño. El *Denmoza rhodacanta* mide unos 16 cm de ancho y posee hasta quince nervaduras. Tiene de ocho a diez espinas radiales y una o ninguna espina central. Se reproduce mediante siembra.

Dolichothele spp. (=Mammillaria)

(K. Schumann) Br. et R.

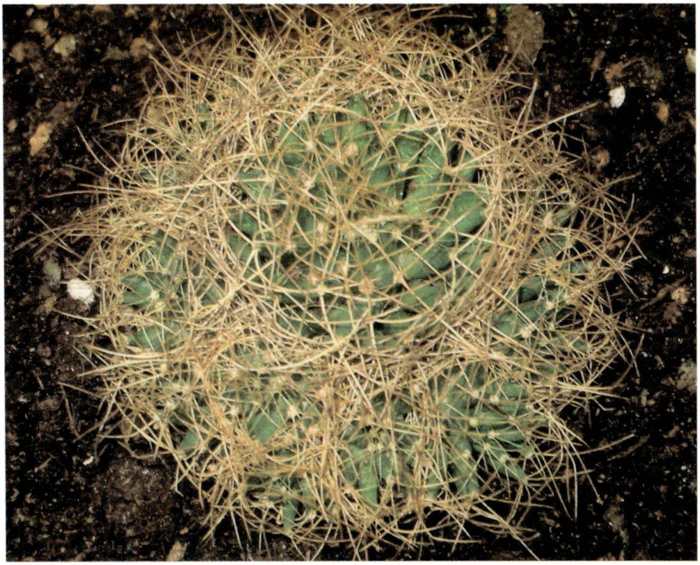

Dolichothele sphaerica

Especies psicoactivas

Dolichothele baumii
Dolichothele longimamma
Dolichothele melaleuca
Dolichothele sphaerica
Dolichothele surculosa
Dolichothele uberiformis

Historia

México. Algunas tribus mexicanas utilizan estos cactus como el peyote (ver *Mammillaria*).

Principios activos

Isoquinolina y fenetilamina.

Uso

Con el estómago vacío, se toma más o menos entre cinco y diez cactus sin espinas y pelados. Se utiliza de la misma manera que el *Coryphantha* y el *Mammillaria*.

Características

Los *Dolichothele* son cactus verrugosos. Cuando son pequeños tienen forma redondeada y después se estiran verticalmente. Suelen presentar muchas espinas. En el copete tienen una corona de flores. A los *Dolichothele* no les gusta recibir luz solar directa ni acumular humedad en las raíces. A pesar de esto son fáciles de cuidar.

Toda la especie *Dolichothele* se asocia actualmente a la clase *Mammillaria*.

Echinocactus spp.

Link et Otto

Cactus erizo

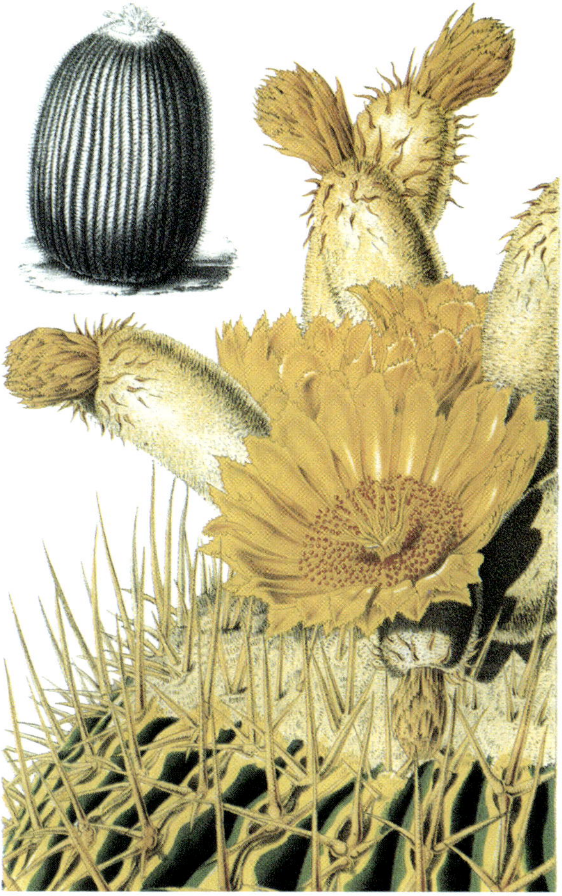

Ilustración de Ch. Lemaire et al, Flore des Serres et des Jardins de l'Europe, *1845-1860.*

Especies psicoactivas

Echinocactus caespitosus
Echinocactus grandis
Echinocactus polycephalus
Echinocactus texensis

Echinocactus grusonii	*Echinocactus visnaga*
Echinocactus horizonthalonius	*Echinocactus xeranthemoides*

Historia

México y sudoeste de Estados Unidos. El *Echinocactus grusonii* se vende, junto al *Coryphantha elephantiden*, en los mercados mexicanos como peyote. Tras un descubrimiento arqueológico, se cree que los Moctezuma utilizaban el *Echinocactus grandis* como enteógeno ritual en ceremonias sagradas (Backeberg, 1974; Rätsch, 1998 y Trenary, 1997).

Principios activos

Hasta ahora se ha localizado los siguientes componentes inactivos: ß-sitosterol, galactosa, rhamnosa y otros que todavía no han sido investigados.

Uso

Los huichol toman el jugo del *Echinocactus visnaga* junto al *Lophophora williamsii*. Éste actúa como protector de una posible sobredosis del alcaloide del peyote. Aún no está claro si el *Echinocactus* tiene por sí solo sustancias psicoactivas (Smith, 2001).

Características

Cactus de cuerpo globular y flores pequeñas con espinas ligeramente curvadas. Algunas especies tienen hasta cincuenta nervaduras y pueden llegar a crecer más de 3 metros. El *Echinocactus* es muy sensible a la humedad. Es una planta de exterior e interior.

Echinocereus spp.

Engelm.

Hikuli, pitallita, wichurí

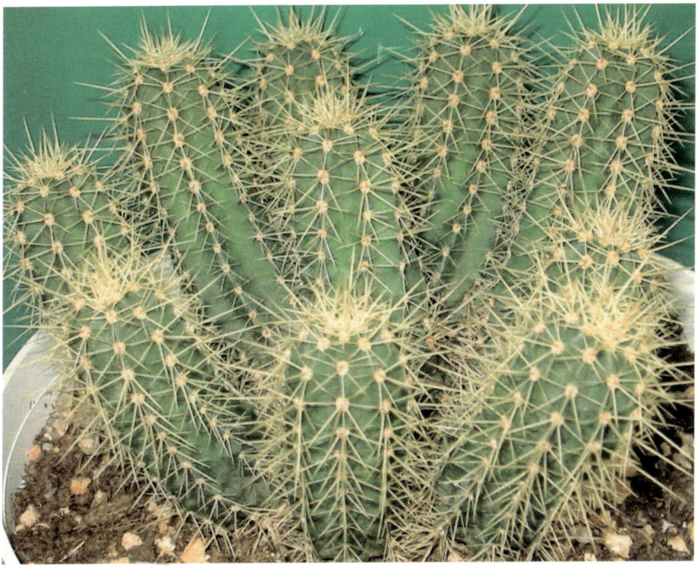

Echinocereus salm-dyckianus

Especies psicoactivas

Echinocereus blankii
Echinocereus chloranthus
Echinocereus cinerascens
Echinocereus davisii
Echinocereus enneacanthus
Echinocereus merkerii
Echinocereus russanthus
Echinocereus salm-dyckianus
Echinocereus triglochidiatus
Echinocereus viridiflorus

Historia

México y oeste de Estados Unidos. Los huichol y los tarahumara utilizan y consumen este cactus igual que el peyote y el san Pedro. También se le denomina «falso peyote». Sus componentes todavía no han sido investigados del todo. Lo que sí que está claro es que el *Echinocereus* es menos enteógeno que el peyote. Los tarahumara cantan canciones celestiales mientras recolectan este cactus. Esto hace pensar que existe una especie particular dentro de esta familia de cactus que se usa de forma sagrada (Rätsch, 1998; Schultes & Hofmann, 1998 y Trenary, 1997). La pregunta es si el *Echinocereus triglochidiatus*, con su principio activo 5-MEO-DMT, es una excepción dentro de los *Echinocereus* o si todos los cactus de la especie contienen este componente.

Principios activos

Isoquinolina, fenetilamina, dimetilhistamina y otros. Posiblemente algunas especies contienen (*E. salm-dyckianus* y *E. triglochidiatus*) 5-MEO-DMT (Bye, 1979).

Uso

Los tarahumara molían los cactus *Echinocereus* junto a otras especies (*Ariocarpus, Coryphantha, Lophophora, Mammillaria* o *Pachycereus*) para elaborar un tipo de cerveza de maíz (tesgüino.) Actualmente se bebe, en el curso de un ritual, una infusión de distintos cactus junto con una cerveza (Rätsch, 1998). Puede que esta especie se utilizara como componente de una mezcla, o que por sí sola fuera efectiva.

Características

Cactus columnar de hasta 40 cm de altura con espinas. Su carne es blanca y tiene entre cinco y treinta nervaduras. Posee flores y frutos espinosos. Dentro de esta especie existen plantas con formas muy distintas. Se reproduce mediante esquejes o cultivando semillas.

Echinopsis spp.

Zucc.

Campesino, erizo de mar

Especies psicoactivas

Echinopsis eyriesii | *Echinopsis triumphans*
Echinopsis rhodotricha | *Echinopsis tubiflora*

Trichocereen y *Lobivien* igual que todos los *Lobivia* y los *Trichocereus* enteógenos.

Historia

Sudamérica. La nomenclatura de esta especie se ha desarrollado mucho en los últimos años. Actualmente algunos de los cactus (*Lobivia* y *Trichocereus*) forman parte de los *Echinopsis*. Se utilizan en tiempos de escasez de peyote (Rätsch, 1998 y Trenary, 1997).

Principios activos

La fenetilamina.

Uso

(ver *Trichocereus* y *Lobivia*). Es difícil determinar qué uso y dosis de consumo son las adecuadas, porque existen dentro de la especie muchas diferencias en cuanto a su composición. Se retiran las espinas y se pelan. No existe información concreta sobre la dosis adecuada.

Características

En el pasado, se definía a los *Echinopsis* como cactus grandes, globulares y con treinta nervaduras. Luego, cuando se añadieron a la especie los *Lobivia* y los *Trichocereus*, esta definición cayó en desuso. Los *Echinopsis* poseen variedades y formas muy distintas. Se reproducen sembrándolos o mediante esquejes.

Epiphyllum spp.

Haw.

Cactus de hojas, pokere, wamapanako, nopal

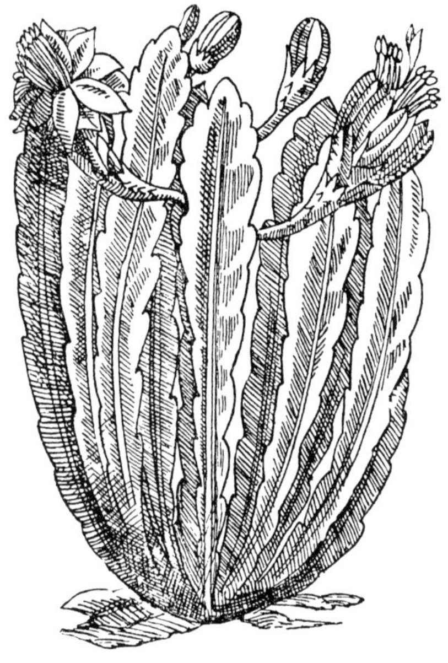

Nopal. Ilustración de F. Hernández,
Historia de las plantas de Nueva España *(s.XVI).*

Especies psicoactivas

Epiphyllum phyllanthus
Epiphyllum truncatum

Historia

México, Argentina y Centroamérica. Los sharanahua (Rätsch, 1998; Smith, 2001 y Trenary, 1997) de la selva amazónica utilizan las dos especies psicoactivas más conocidas.

Principios activos

Hasta ahora sólo se ha documentado el ácido cítrico y otras sustancias inactivas que todavía no han sido investigadas.

Uso

El *Epiphyllum truncatum* se utiliza como sustituto de la ayahuasca. Sus principios activos todavía no han sido investigados (Rätsch, 1998). Hasta ahora sólo existen suposiciones. Se cree que tienen que ver con el componente DMT (N-dimetiltriptamina) que se encuentra en el alcaloide denominado harmala (harmina y harmalina).

Características

Cactus sin espinas con brotes en forma de hojas planas y flores grandes que florecen de noche individualmente y por un solo lado. Se reproducen fácilmente mediante esquejes.

Epithelantha micromeris

(Engelm.) F.A.C. Weber ex Br. et R.

Chilito, hikuli mulato, hikuli rosapara, mulato, rosapara

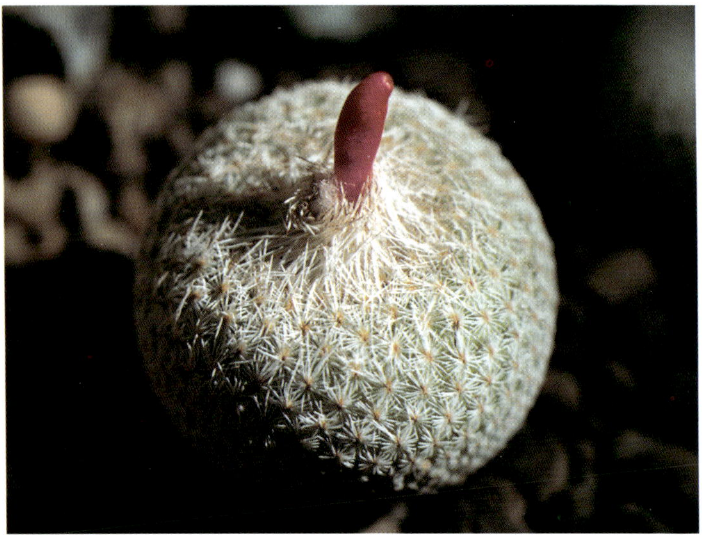

Historia

México. Este cactus diminuto es utilizado tradicionalmente por los tarahumara y los huichol en épocas de escasez de peyote. Actúa como guía en experiencias espirituales y se le atribuyen poderes mágicos. Se toma, además, para aumentar el rendimiento físico y mental. Se cree que proporciona energía y que alarga la vida. También existe la creencia popular de que el *Epithelantha micromeris* tiene el poder de llevar a la perdición a las personas perversas[4].

4. Gottlieb 1977, Rätsch 1998, Schultes & Hofmann 1998, Smith 1998 & 2001, Starha 1995, Trenary 1997 y Trout 1997.

Principios activos

Hordenina, otras fenetilaminas y tiramina.

Uso

A este pequeño cactus se le quitan las espinas y se seca antes de consumir. Se toman entre cuatro y diez ejemplares por persona. A veces el *Epithelantha* se lleva como amuleto con fines mágicos o para combatir los malos espíritus.

Características

Existen distintas variedades de *Epithelantha micromeris* (*bokei, densispina, greggii, micromeris, pachyrhiza, rufispina* y *unguispina*). Hasta hace poco se creía que la especie estaba integrada solamente por tres tipos. Hoy en día hay una nueva nomenclatura.

El *Epithelantha* es un cactus verrugoso pequeño (de hasta 4 cm de ancho) con flores de colores que van del blanco al rosa. Su epidermis está totalmente recubierta de pequeñas espinas. Esta planta vive en suelos calcáreos, a grandes alturas (hasta 1.500 m) y en climas muy secos y calurosos. Por esta razón no resulta adecuado para principiantes. El *Epithelantha* florece en junio o julio.

Escontria chiotilla

(Web.) Rose

Historia

México (de Puebla hasta Oaxaca) y Guatemala. En México se utiliza raramente como ingrediente de una mezcla de peyote (Trenary, 1997). Es posible que este tipo de cactus no tenga por sí solo componentes psicotrópicos.

Principios activos

Fenetilamina que tomada oralmente resulta ineficaz.

Uso

Se usa de forma similar al *Trichocereus* y otros cactus columnares. Se retiran las espinas, se pela y se seca. Todavía no se ha descubierto qué dosis se necesita para que sus componentes sean efectivos.

Características

Especie monotípica. Cactus arboriforme con forma de columna. Puede llegar a medir hasta 7 metros. Tiene entre cinco y siete nervaduras. Presenta flores amarillas de unos 7 cm que florecen de día. Posee unas quince espinas radiales y hasta cuatro espinas centrales.

Espostoa spp.

Br. et R.

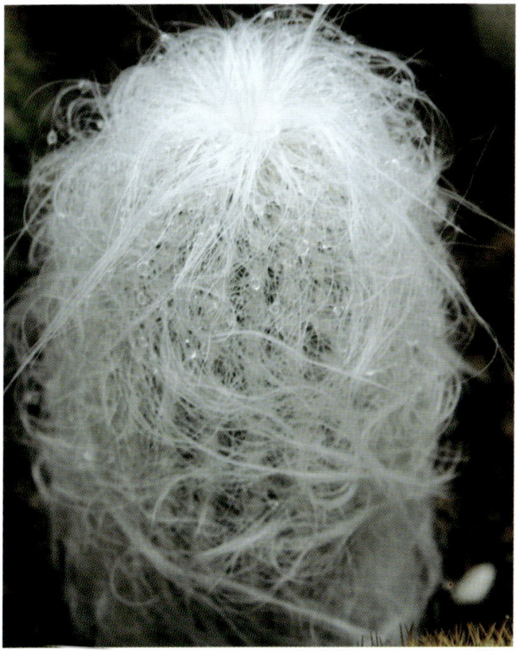

Espostoa lanata

Especies psicoactivas

Espostoa haunucensis
Espostoa lanata

Historia

Brasil, Bolivia, Ecuador y Perú. Se utiliza en Perú, junto al *Trichocereus pachanoi*, en ceremonias de sanación. Se cree que el *Espostoa* posee poderes curativos (Smith, 2001 y Trenary, 1997). También es posible que sea psíquicamente inactivo y que sólo sirva como aditivo.

Principios activos

Hordenina, otras fenetilaminas y tiramina.

Uso

Se come seco y en forma de ritual junto al san Pedro y otros cactus parecidos. Se desconoce qué dosis se necesita para que sus componentes sean efectivos.

Características

Cactus columnar recubierto de una pelusa blanca parecida al algodón de azúcar. Tiene de catorce a treinta nervaduras y muchas espinas. Sus flores son blancas y pueden llegar a medir hasta 8 centímetros. Florece de noche. Se reproduce mediante esquejes o cultivando las semillas.

Ferocactus wislizenii

(Engelm.) Br. et R.

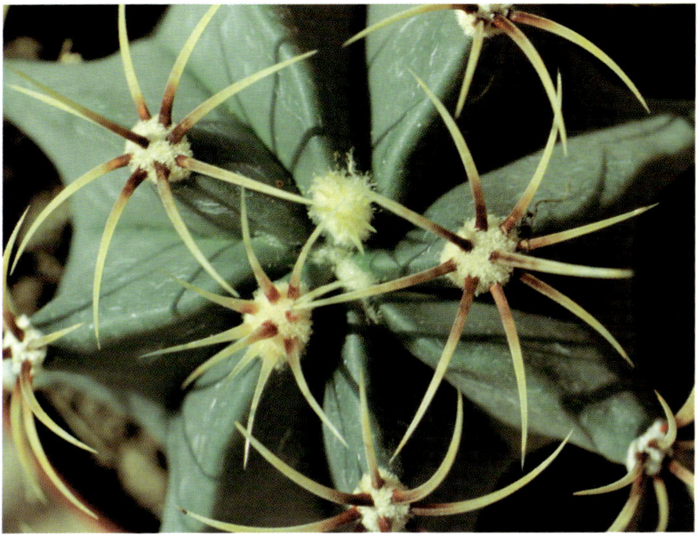

Ferocactus sp.

Historia

Estados Unidos y norte de México. Algunos tipos como el *Lophophora* se denominan *biznaga* (Gottlieb, 1977; Rätsch, 1998 y Trenary, 1997).

Uso

El cactus pelado, secado y sin espinas se come sólo o en combinación con otros cactus. También se puede hervir en agua y tomarlo como infusión.

Características

Cactus de forma globular que puede llegar a medir hasta 2 metros. Tiene entre trece y treinta nervaduras, y espinas radiales de color marrón-rojizo. En el centro suele tener cuatro espinas planas y una espina central ganchuda y sobresaliente de hasta 10 cm de largo. Flores de 7 cm amarillas, naranjas o rojas.

Gymnocalycium spp.

Pfeiff. ex Mittler

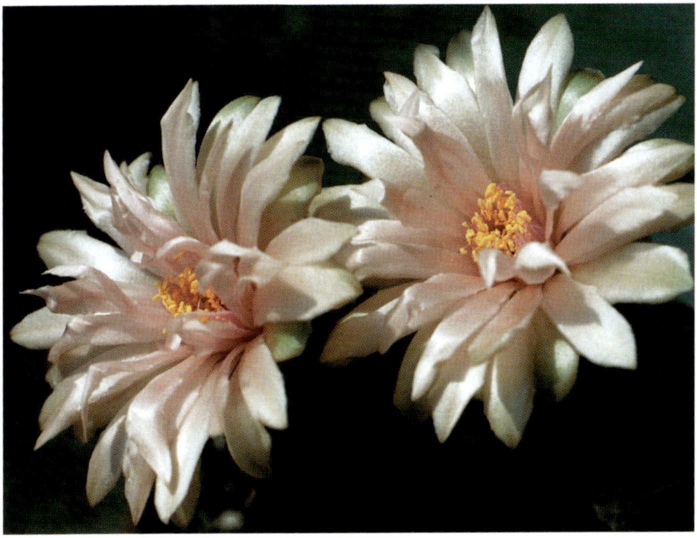

Sus flores pueden ser de distintos tamaños y colores.

Especies psicoactivas

Gymnocalycium calochlorum
Gymnocalycium comarapense
Gymnocalycium gibbosum
Gymnocalycium horridispinum
Gymnocalycium leeanum
Gymnocalycium netrelianum
Gymnocalycium riograndense
Gymnocalycium saglionis
Gymnocalycium striglianum
Gymnocalycium uebelmannianum
Gymnocalycium valnicekianum
Gymnocalycium vatteri

Historia

Argentina, Brasil, Bolivia, Paraguay y Uruguay. Se utiliza, de forma parecida al *Lophophora*, con fines rituales y medicinales (Rätsch, 1998; Smith, 2001; Starha, 1996; Starha *et al* 1997 y Trenary, 1997).

Principios activos

Mescalina y otras fenetilaminas, isoquinolina y otros.

Uso

Algunos *Gymnocalycium* contienen mescalina en distinta concentración (JEC Chemicals y Rätsch, 1998). Estos cactus se consumen con el estómago vacío, una vez se han retirado las espinas y se han pelado. Otros usos son iguales a los del *Lophophora*. Se desconoce qué dosis se necesita para que sus componentes sean efectivos.

Características

Cactus de forma cilíndrica, globular o medio plana con nervaduras generalmente redondas. Las flores tienen un tamaño y color muy variable (amarillo, rosa, blanco, rojo). Se reproduce cultivando las semillas.

Harrisia spp.

Britton

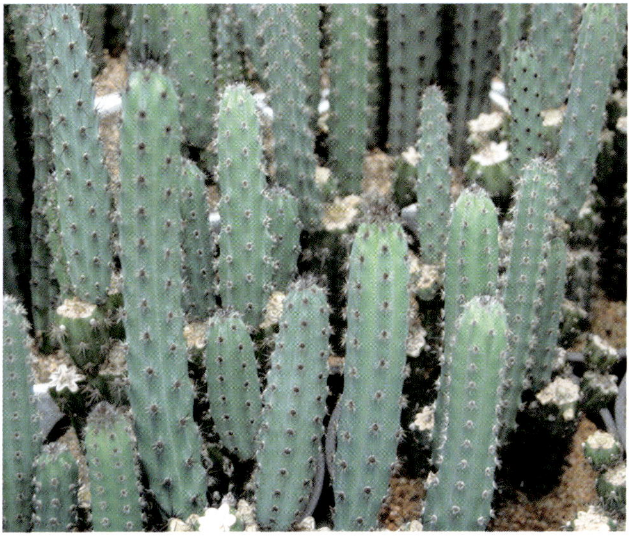

Cactus con forma de columna del tipo enredadera.

Especies psicoactivas

Harrisia adscendens
Harrisia gracilis

Historia

Antillas, Bahamas, Estados Unidos. El *Harrisia gracilis* se utiliza como psicodélico (Trenary, 1997). El *Harrisia adscendens* contiene cafeína (Rätsch, 1998).

Principios activos

Cafeína (*H. adscendens*) y otras sustancias desconocidas.

Uso

Se pela y se consume seco o fresco. Se desconoce qué dosis es la adecuada. Por lo tanto, ¡cuidado!

Características

Cactus con forma de columna, del tipo enredadera o arbusto. Tiene de cinco a doce nervaduras y flores de hasta 22 cm que brotan de noche. Estas pueden ser de color blanco o rosa. Se reproduce cultivando las semillas o mediante esquejes.

Helianthocereus spp. (=*Echinopsis*)

Backeb.

Especies psicoactivas.

Helianthocereus huasha
Helianthocereus pasacana
Helianthocereus poco
y todos los tipos enteógenos de *Trichocereus.*

Historia

México. Se utiliza como el san Pedro (Rätsch, 1998 y Trenary, 1997). *Helianthocereus* es el nombre antiguo con el que se designan los cactus *Trichocereus* y *Echinopsis*.

Principios activos

Fenetilamina y otros.

Uso

Ver *Echinopsis*, *Lobivia* y *Trichocereus*.

Características

Igual que el *Trichocereus*, que a su vez pertenece a la especie *Echinopsis*.

Hylocereus spp.

(A. Berger) Br. et R.

Especies psicoactivas

Hylocereus trigonus
Hylocereus yatus

Historia

México, Perú, Colombia y Centroamérica. Se utiliza como ingrediente de elixires mágicos (Backeberg, 1974 y Trenary, 1997).

Uso

Se desconoce qué dosis de consumo es la adecuada.

Características

Cactus rastrero con muy pocas espinas y de tres a cinco nervaduras. Posee flores blancas o rojas que brotan de noche. Muchas veces se usa como injerto. Crece muy rápidamente.

Islaya minor (=Neoporteria)

Br. et R.

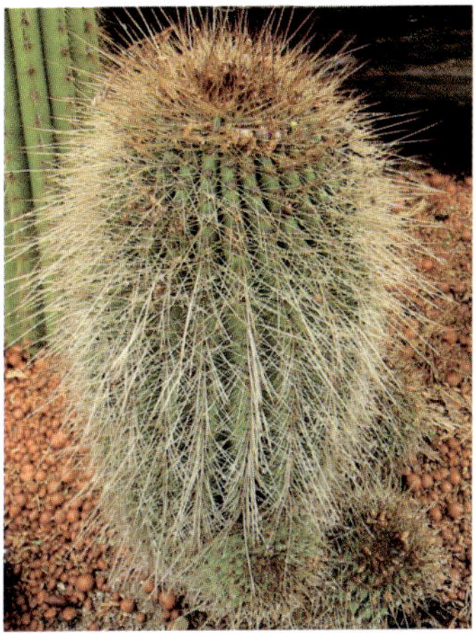

Historia

Perú, donde se utiliza principalmente por su contenido en mescalina (Rätsch, 1998 y Trenary, 1997).

Principios activos

Mescalina y otras fenetilaminas e isoquinolina.

Uso

Se seca, junto a otras plantas, dos o seis cactus pelados y sin espinas. Se machacan y se elabora con ellos un polvo que se puede comer o beber como infusión.

Características

Cactus globular o columnar que puede llegar a medir 15 cm de ancho. Tiene flores con forma de embudo de color amarillo, amarillo verdoso o rojo. El *Islaya* se asocia al *Neoporteria*.

Lemaireocereus spp. (=*Stenocereus*)

Br. et R.

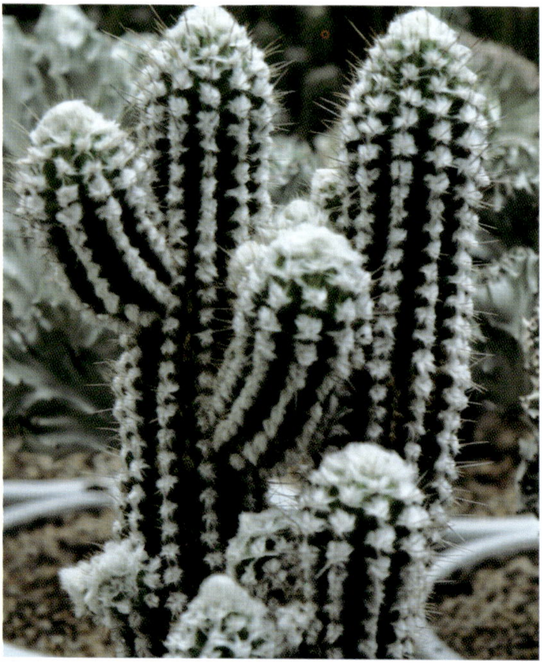

Lemaireocereus plumoso

Especies psicoactivas

Lemaireocereus chichipe
Lemaireocereus griseus
Lemaireocereus hollianus
Lemaireocereus hystrix
Lemaireocereus pruinosus
Lemaireocereus stellatus
Lemaireocereus treleasei
Lemaireocereus weberii

Historia

Sur de México central, Centroamérica, oeste de la India, Colombia y Venezuela. En México se utilizaba y se utiliza excepcionalmente en rituales (Trenary, 1997).

Principios activos

Hasta ahora sólo se le conoce que contenga la isoquinolina, que no es psicoactiva.

Uso

Hay muy poca información al respecto. Se supone que el *Lemaireocereus* se utiliza igual que el *Trichocereus*, con el que además se confunde frecuentemente.

Características

Cactus columnar y con forma de candelabro. Tiene entre cinco y quince nervaduras y espinas. Posee flores con forma de embudo que brotan de día y de noche. El *Lemaireocereus* se asocia actualmente al *Stenocereus*.

Leocereus bahiensis

Br. et R.

Historia

Brasil (Bahía, Sao Paulo, Minas Gerais). Contiene cafeína. Se utiliza como estimulante de forma parecida al café (Rätsch, 1998).

Principios activos

Cafeína y otros principios activos desconocidos hasta el momento.

Uso

Se tritura la carne fresca del cactus, se exprime y se bebe. Se desconoce qué dosis es necesaria para que sus componentes sean efectivos.

Características

Cactus columnar y rastrero. Tiene de doce a diecisiete nervaduras y una flor blanca de hasta 7 cm de largo. Se reproduce cultivando las semillas.

Leuchtenbergia principis

Hook.

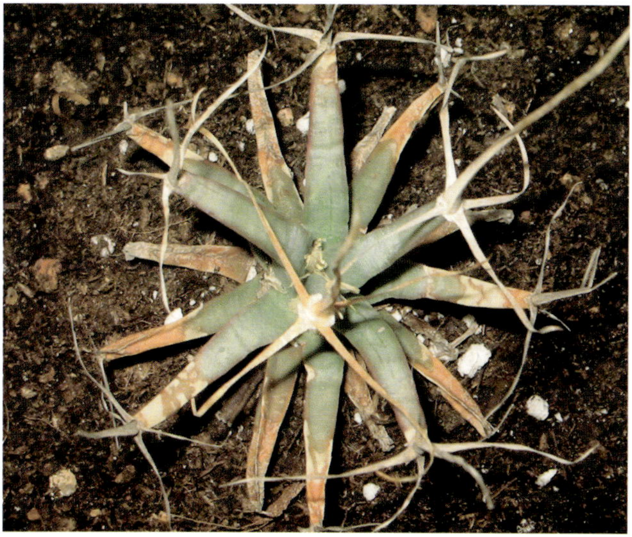

Historia

México. Se utiliza de forma medicinal –psicoterapéutica– (Gottlieb, 1977; Smith, 2001 y Trenary, 1997).

Uso

Se pelan y se secan uno o dos ejemplares. Se consumen con el estómago vacío.

Características

Cactus tipo agave muy espinoso. Puede crecer hasta 70 cm, sus flores son amarillas y llegan hasta 8 cm de tamaño. Para vivir necesita un sustrato mineral y mucha luz y calor. Se reproduce cultivando las semillas.

Lobivia spp. (=Echinopsis)

Br. et R.

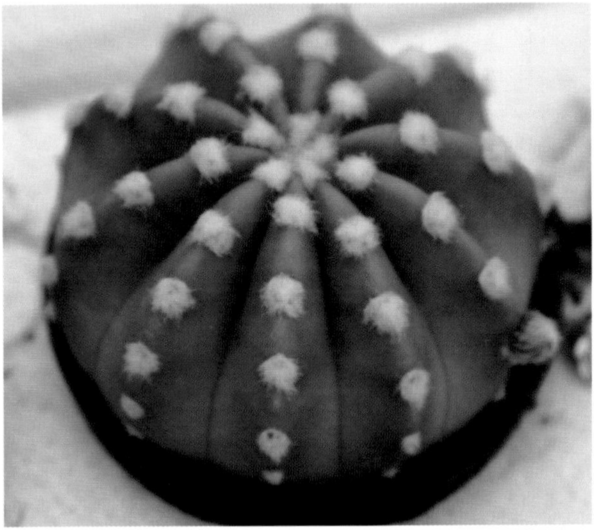

Lobivia binghamiana

Especies psicoactivas

Lobivia allegraiana
Lobivia aurea
Lobivia backebergii
Lobivia binghamiana
Lobivia formosa
Lobivia huascha
Lobivia pentlandii

Historia

Andes argentinos, Bolivia y Perú. La *Lobivia* se utiliza en rituales o como medicina psicodélica o psicoterapéutica (Rätsch, 1998 y Trenary, 1997).

Principios activos

La fenetilamina.

Uso

Se seca, se pela y se come en combinación con otras especies psicotrópicas, principalmente *Trichocereus*.

Características

Cactus con cuerpo globular que varía mucho en cuanto a tamaño y número de espinas. Tiene flores con forma de embudo de color rojo, amarillo o blanco. El *Lobivia* se asocia actualmente al *Echinopsis*.

Lophocereus spp. (=*Pachycereus*)

(A. Berger) Br. et R.

Especies psicoactivas

Lophocereus schottii
Lophocereus schottii var. *australis*

Historia

Arizona, California y México. Se utiliza en épocas de escasez de peyote (Trenary, 1977).

Principios activos

Isoquinolina y otras sustancias inactivas como la pilocereina que aún no se han investigado.

Uso

Con el estómago vacío, se comen hasta 40 cm de ramas de cactus secas. Aunque no contiene ni mescalina ni macromerina, su efecto es parecido al del *Lophophora* (Trenary, 1977).

Características

Cactus muy alto (en estado salvaje puede llegar a los 10 m) arboriformes. Tiene flores con forma de embudo de color amarillo o rojo que florecen de noche. Poseen entre cuatro y quince nervaduras. Se reproducen sembrándolos o mediante esquejes.

Lophophora spp. (*L. williamsii*)

J.M. Coulter

Peyote, pellote, raíz diabólica, peyotl, pejori, azee, hicori, hikuli, hutari, kamba

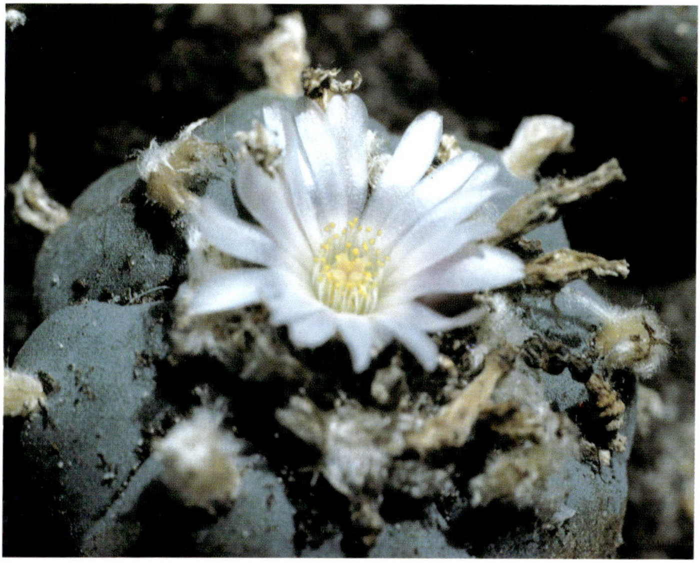

Peyote (Lophophora williamsii) *florido.*

Historia

México, Texas. El *Lophophora* (Del gr. *lophos,* penacho y *phorein,* llevar) es el cactus más popular entre los psiconautas. Estudios arqueológicos recientes han demostrado que el peyote ya se utilizaba hace más de 7.000 años como sustancia alucinógena. Al principio sólo se tomaba en México y Texas, pero con el tiempo su consumo se extendió a Canadá y al norte de Estados Unidos.

En este último, se penaliza la posesión, el consumo, la recolección y el cultivo de esta especie. Sólo los miembros del

Native American Church (Iglesia Indígena Americana) tienen derecho a utilizar y consumir este cactus con fines religiosos. Pero el peyote no siempre ha sido utilizado de forma religiosa. Cuando los tarahumara salían a cazar, consumían este cactus para aumentar su vigor. Gracias al peyote, el cazador podía resistir días enteros sin agua ni comida.

Medicinalmente, este cactus se usa como antitóxico y para curar enfermedades como artritis, dolencias intestinales, diabetes, gripe y resfriados. El efecto de la mescalina es parecido al de la LSD-25, aunque su potencia enteógena es mucho menor. Un viaje con botones de peyote (que son los capullos del *Lophophora* seco) es psicológicamente mucho más intenso que un viaje con extracto de mescalina. Esto se debe al efecto adyacente de los otros alcaloides del peyote. En 1896, Arthur Heffter aisló la mescalina del *Lophophora williamsii*[5].

Principios activos

Más de cincuenta: mescalina, hordenina, pellotina, analidina, lofoforina y otras fenetilaminas, isoquinolina, tiramina, etcétera.

Uso

Con el estómago vacío, se toman de cuatro a veinticinco botones de peyote secos y sin cáscara, o bien de diez a cuarenta de frescos (según edad y altura de la planta). La dosis ideal está entre los 300 g y 500 g de mescalina, que debe tomarse muy lentamente. Si, como afirma Seevers en sus experimentos

5. Backeberg 1974, Beringer 1927, Furst 1998, Gottlieb 1977, Grym 1997, Heffter 1894, Janzing 2000, McKenna 1992, McLaughlin & AG. 1966 & 1967, Myerhoff 1976, Rätsch 1998, Ross-Flanigan 2001, Schmidbauer & Vom Scheidt 1994, Schuldes 2001, Schultes & Hofmann 1998, Smith 1998 & 2001, Speckmann 1999, Stafford 1977, Steward 1993, Trenary 1997 y Trout 1997.

que realizó en la Michigan Medical School en 1970, un botón de peyote pesa 3 g y contiene de media 45 mg de mescalina, se necesitan al menos diez botones para llevar a cabo una sesión psicodélica intensa. Puesto que la cantidad de alcaloides depende de la edad de la planta, es recomendable empezar por una cantidad pequeña de botones e irla aumentando gradualmente. El peyote cultivado en Europa contiene menos mescalina que el que crece en estado salvaje en tierras mexicanas. Por esta razón es peligroso determinar qué dosis es la adecuada. Con los botones de peyote se pueden preparar también cápsulas, lavativas, pociones y polvos para esnifar (Gottlieb, 1977 y Schultes & Hofmann, 1998). El gusto amargo del peyote puede compensarse con zumo de limón.

Características

Cuando es pequeño, el *Lophophora* tiene forma plana y globular. A medida que va creciendo, se estira verticalmente. Posee entre cinco y trece nervaduras, y una epidermis de color verde azulado. El *Lophophora* tiene una raíz con forma de nabo y, cuando es joven, espinas muy pequeñas que con el tiempo desaparecen. Sus flores tienen forma de embudo y son de color rosa claro. Con la edad adquiere una especie de pelusa blanca que se reparte por todo el cuerpo. Se reproduce cultivando las semillas, mediante esquejes o con injertos.

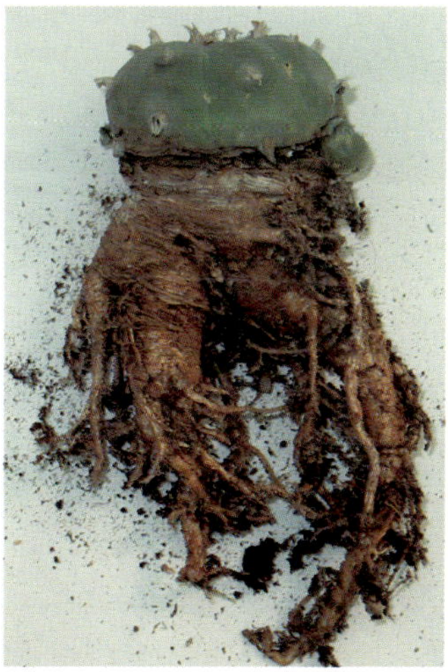

El peyote tiene una raíz con forma de nabo.

Es muy emocionante, o al menos a mí me lo parece, situar en el contexto adecuado la espe-

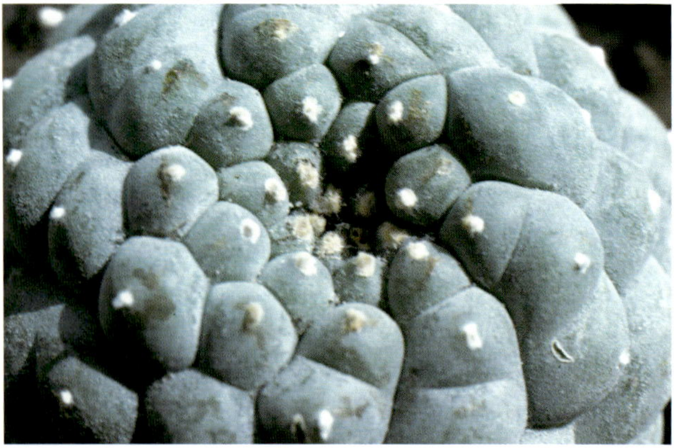

Su epidermis es de un color verde azulado.

cie *Lophophora*. Antiguamente se discutía sobre si las especies *L. williamsii* y *L. lewinii* se diferenciaban entre sí. Actualmente, muchos científicos están de acuerdo en declarar que la especie *Lophophora williamsii* es un monotipo con muchas variedades. Algunos investigadores que están en desacuerdo con esta explicación siguen defendiendo las diferencias entre las especies de la antigua definición de *Lophophora*.

En lo que sí que coinciden todos los científicos es en que una misma clase de *Lophophora* puede alterar sus características a lo largo de su vida. Estas diferencias son claramente perceptibles a primera vista. Una *diffusa* de 50 años tiene un aspecto totalmente distinto a una de 20 años. Por esta razón se produjeron en su tiempo tantos errores en las investigaciones. Al estudiar las flores, los frutos, las semillas, etcétera se descubrió que existía más de un tipo de especie de *Lophophora*. A pesar de todo esto, el cactus *Lophophora williamsii* suele clasificarse como monotipo con variedades.

A continuación intentaré presentar un panorama general de los distintos tipos de *Lophophora*. Sólo puede considerarse un intento, pues los puntos de vista y opiniones dentro del mundo científico todavía hoy son muy contradictorios.

Rudolf Grym (1997a & 1997b) ha hecho una división basándose en las distintas características de la testa (cáscara) de las semillas de los tipos *Lophophora*. Ha llegado a la conclusión de que existen cuatro tipos: *Lophophora diffusa, L. diffusa* var. *koehresii, L. fricii* y *L. williamsii*.

¿No es curioso que Grym designe como clase independiente una variedad de la *diffusa*? No, porque la testa de las semillas de esta planta es muy distinta al resto de sus congéneres. A pesar de ello, Grym ha decidido hacer una clasificación monotípica de las especies y finalmente las denomina *Lophophora williamsii* var. *diffusa*, *L. williamsii* var. *koehresii*, *L. williamsii* var. *fricii* y *L. williamsii* var. *williamsii*. Existe una web muy interesante que hace referencia a este tema (*www.lophophora.net*).

Clases conocidas:

Lophophora diffusa

Variedad:

Lophophora diffusa var. *koehresii*

Lophophora fricii

Variedad:

Lophophora fricii var. *decipiens*

Lophophora williamsii

Variedades:

Lophophora williamsii var. *koehresii*

Lophophora williamsii var. *fricii*

Lophophora williamsii var. *lutea*

Lophophora williamsii var. *texensis*

Forma especial:

Lophophora williamsii var. *crestata specimen* (cristata)

Lophophora viridescens

Lophophora jourdaniana

Esta última debe tratarse de un híbrido de la *williamsii*. Según Rudolf Grym (1997a & 1997b) es muy difícil cultivar esta especie a partir de semillas. Además, nunca se ha encontrado en la naturaleza.

Machaerocereus spp. (=*Stenocereus*)

Br. et R.

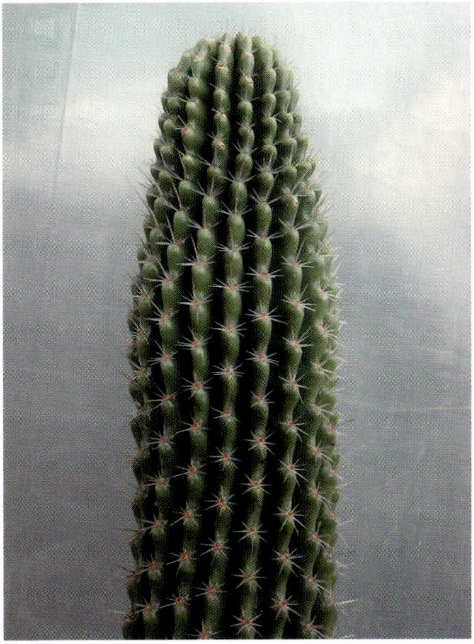

Machaerocereus eruca

Especies psicoactivas

Machaerocereus eruca *Machaerocereus gummosus*

Historia

México y sur de Estados Unidos. La medicina ictiológica elabora a partir de este cactus un producto anestésico para peces. En la Baja California se aprecia mucho la mescalina de este cactus, que se usa como sustituto del peyote (Trenary, 1997).

Principios activos

Mescalina y otras fenetilaminas.

Uso

Se pela un trozo de cactus de 20 cm y se corta en trozos pequeños. Se consume tras secarlo al sol o en un horno. Estos cactus contienen mescalina. La proporción de alcaloides del *Machaerocereus* puede oscilar mucho. Por lo tanto, ¡cuidado!

Características

Cactus columnar que puede llegar a medir hasta 15 metros. Tiene flores con forma de campanilla de color blanco o rojo. Como muchos otros cactus, es muy sensible a la humedad. Toda la especie *Machaerocereus* se asocia actualmente al tipo *Stenocereus*. Se reproduce mediante esquejes o bien a través de germinación.

Mammillaria spp.

Haw

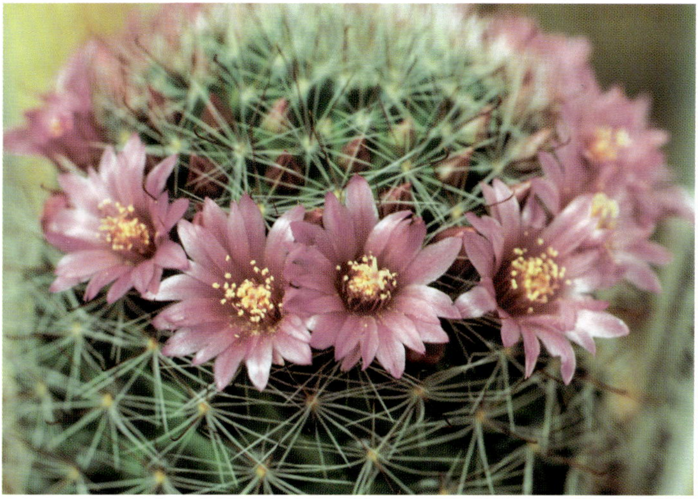

Una Mammillaria *en flor.*

Especies psicoactivas

Mammillaria craigii
Mammillaria grahamii
Mammillaria grahamii var. *oliviae*
Mammillaria heyderi
Mammillaria meiacantha
Mammillaria microcarpa
Mammillaria senilis

Historia

Toda América, pero principalmente México. Los tarahumara denominan a las especies psicoactivas hikuri y las utilizan como sustitutos del peyote. Las consumen en rituales y con fines medicinales. Sin embargo, existe la creencia de que los que toman estos cactus sin preparación, sin motivación o con sentimientos impuros acaban enloqueciendo o muriendo. Esta especie se complementa muy bien con el *Mammillaria heyderi*, más conocido como witculiki. Se le atribuyen poderes mágicos. Lo utilizan los magos en ceremonias para invocar a los espíritus. Los tarahumara equiparan el *Mammillaria* (o *Mamillopsis*) *senilis* al *Epithelantha micromeris*[6].

Principios activos

La fenetilamina.

Uso

Se consume el tejido del cactus sin espinas. Los frutos del *Mammillaria grahamii* var. *oliviae* y del *M. heyderi* contienen sustancias psicoactivas. Los tarahumara los consumen junto a la carne del cactus.

El *Mammillaria* se pela a conciencia, pues sólo se utiliza la pulpa del núcleo. Las especies de este cactus se comen principalmente en el curso de rituales mágicos.

Se desconoce qué dosis se necesita para que sus componentes sean efectivos. Los tarahumara toman, del tipo *Mammillaria heyderi*, entre cinco y ocho frutos por persona y sesión.

La carne del cactus pulverizada se usa como ingrediente en la elaboración de una cerveza de maíz (Rätsch, 1998).

Características

Los *Mammillaria* tienen forma globular plana o globular estirada. Son cactus verrugosos con muchas espinas que pocas veces superan los 20 cm; algunos incluso no llegan a superar los 3 cm de altura. Las especies rastreras pueden, con los años, llegar a medir un metro. Los *Mammillaria* poseen flores con forma de embudo. Son plantas muy fáciles de cuidar. Se reproducen mediante esquejes, injertos o simplemente cultivando las semillas.

6. Gottlieb 1977, Rätsch 1998, Schultes & Hofmann 1998, Smith 1998 & 2001, Trenary 1997 y Trout 1997.

Matucana madisoniorum

(Hutchinson) G.D. Rowley

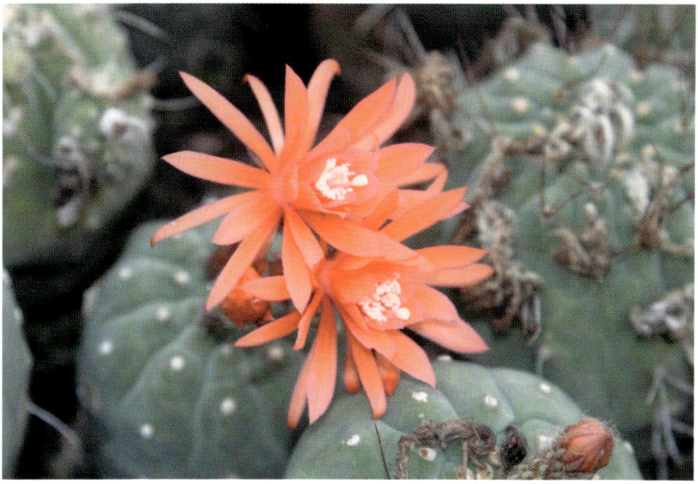

Las flores rojas de la Matucana madisoniorum *en todo su esplendor.*

Historia

Norte de Perú. Hasta ahora esta especie es poco conocida. Se empieza a utilizar en el culto a san Pedro. Se vende en los mercados como «falso peyote» (Smith, 2001).

Principios activos

Probablemente mescalina, aunque hasta ahora no se ha demostrado analíticamente.

Uso

El *Matucana madisoniorum* se utiliza igual que el *Trichocereus*. Tiene 30 cm de altura máxima. Se consume entero, seco y sin espinas. No aconsejo a nadie, a no ser que esté iniciado, ingerir todo un cactus, pues sus componentes son desconocidos.

Características

Cactus globular o alargado, procedente del Amazonas peruano, que puede llegar a medir 30 centímetros. El *Matucana madisoniorum* tiene un color azul verdoso, y entre siete y doce nervaduras. Posee espinas de hasta 10 cm, y sus flores son de color rojo. Se reproduce mediante semillas.

Melocactus spp.

Link et Otto

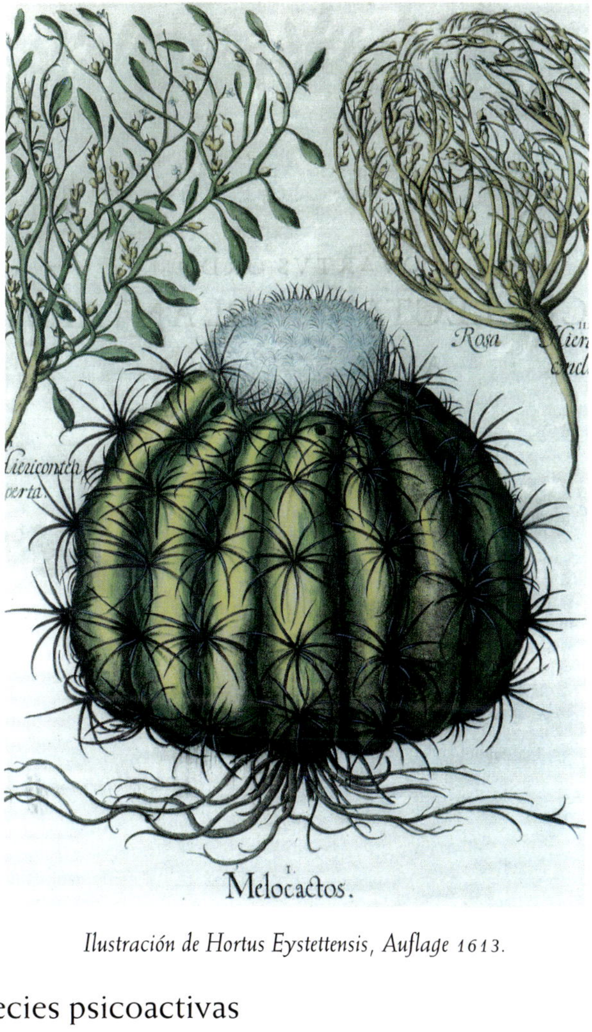

Ilustración de Hortus Eystettensis, Auflage 1613.

Especies psicoactivas

Melocactus curvispinus
Melocactus delessertianus
Melocactus maxonii

Historia

Guatemala. Se utiliza con fines alucinógenos o medicinales (Rätsch, 1998 y Trenary, 1997).

Principios activos

Fenetilamina y tiramina.

Uso

Se pela y se seca. Se consume con el estómago vacío. Aunque no existen pruebas científicas al respecto, hay el convencimiento de que este cactus cura muchas dolencias y enfermedades.

Características

Cactus de cuerpo globular y nervaduras altas y pronunciadas. Tiene muchas espinas, y flores parecidas a las de la especie *Mammillaria*. Florece de día y lo hace con flores de color rosa, rojo o violeta. Cuantos más años tiene, más fuerte es su *Cephalium*. El *Melocactus curvispinus* cuenta de once a dieciséis nervaduras angulosas de hasta 4 cm de largo y flores de color rosado. Puede llegar a medir 10 cm de ancho. Se reproduce mediante esquejes o semillas.

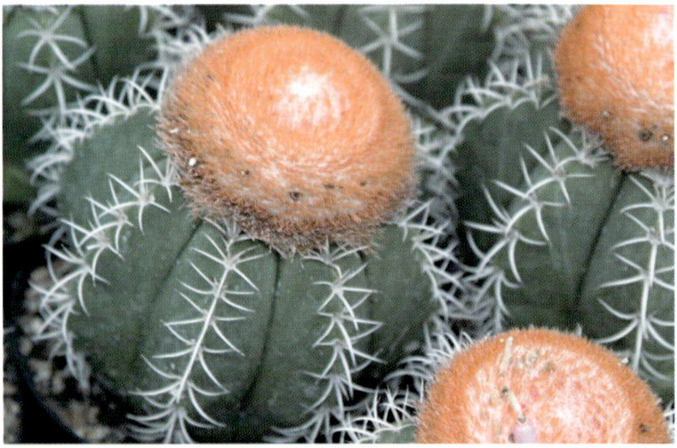

Melocactus bahiensis

Monvillea spegazzinii (=*Acanthocereus*)

(*F.A.C. Weber*) *Br. et. R.*

Historia

Paraguay y nordeste de Argentina. Se utiliza como cactus alucinógeno (Trenary, 1997).

Uso

Con el tejido del cactus se elabora una poción alucinógena.

Características

Cactus rastrero con forma de columna. Tiene entre tres y cinco nervaduras, y brotes de un color verde azulado intenso. Posee de tres a cinco espinas radiales y una central. Sus flores pueden medir hasta 13 cm de largo. Vistas exteriormente son blancas, pero su interior es rosa. Se reproduce con el cultivo de semillas.

Myrtillocactus geometrizans

(Mart) Console

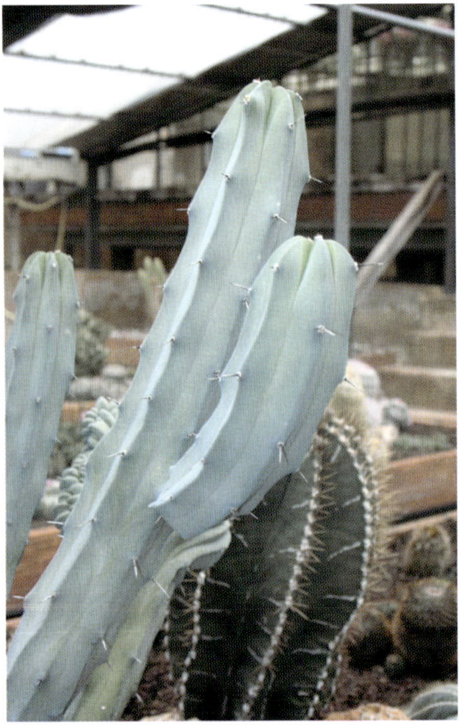

Puede llegar a medir seis metros de altura.

Historia

México y Guatemala. En México se utiliza como sustituto del san Pedro, aunque tiene menos mescalina que éste. Su gran tamaño y peso lo convierten en una fuente inagotable de este alcaloide (Rätsch, 1998 y Trenary, 1997).

Principios activos

Mescalina y otros.

Uso

El *Myrtillocactus* en estado salvaje puede llegar a medir 6 metros de alto y uno de ancho. Posee muchas ramificaciones. Se consume un trozo del cuerpo del cactus de más o menos 40 cm de largo y hasta 10 cm de ancho, o bien un trozo de las mismas características de un brote lateral. No sirve de nada adquirir un cactus pequeño, a no ser que sea con fines decorativos.

Características

Cactus arboriforme con forma de columna que puede llegar a medir hasta 6 metros. Tiene entre cinco y seis nervaduras, así como de cinco a nueve espinas radiales y una central. Posee flores de color blanco o verde de hasta 3 cm de ancho, además de frutos comestibles de color azulado. Se reproduce cultivando las semillas.

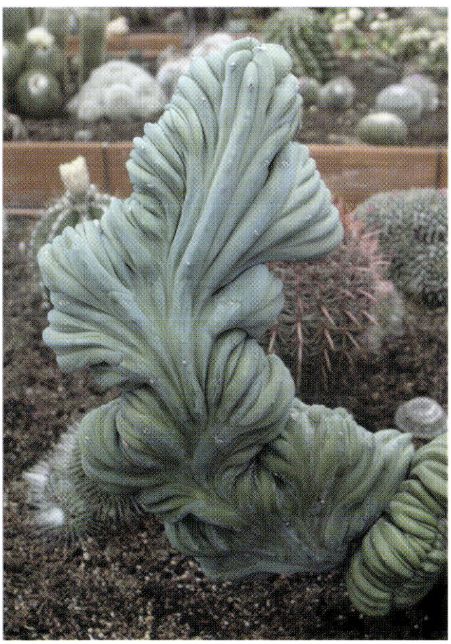

Un Myrtillocactus geometrizans *monstruoso.*

Neochilena spp. (=*Eriosyce*)

Backeb ex Doelz

El *Neochilena* recibe este nombre en los documentos escritos (Trenary, 1997) –como el *Dolichothele* o el *Zygocactus*–, aunque su antiguo nombre era *Neoporteria*.

Neoporteria spp. (=*Eriosyce*)

Br. et R.

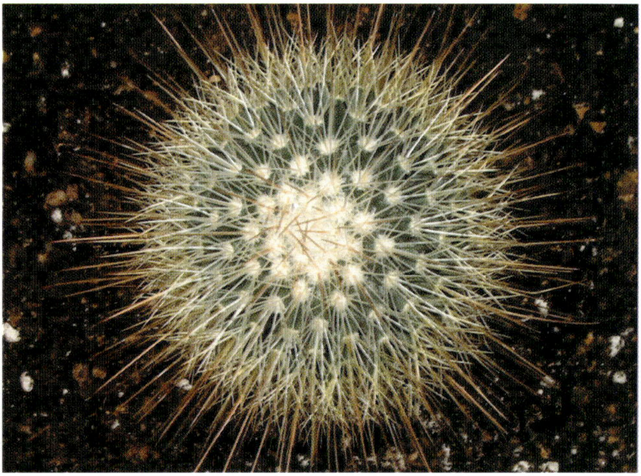

Neoporteria subgibbosa

Historia

Argentina, Chile y sur de Perú. Se utiliza en épocas de escasez de san Pedro (Trenary, 1997).

Uso

Parece ser que algunas especies poseen componentes psicoactivos, aunque no existe documentación al respecto. Los cactus *Neoporteria* o *Neochilenia*, que designan una misma especie, se mencionan en textos que hacen referencia a cactus rituales peruanos (Trenary, 1997). Todavía no hay nada publicado sobre su uso.

Teniendo en cuenta que la preparación de muchos cactus es parecida, es posible llevar a cabo uno mismo la propia receta. A pesar de ello, personalmente no recomiendo probarlos, ya que todavía se desconocen sus componentes.

Características

Cactus con cuerpo globular de color marrón o verde. Con los años suele estirarse. Tiene flores escamosas y pilosas. Toda la especie *Neoporteria* se asocia actualmente al tipo *Eriosyce*. Se reproduce cultivando las semillas.

Neoraimondia spp.

Br. et R.

Especies psicoactivas

Neoraimondia arequipensis
Neoraimondia macrostibas
Neoraimondia roseiflora

Historia

Bolivia, Chile y Perú. Se utiliza en los Andes peruanos, junto con el *Trichocereus pachanoi* (hoy *Echinopsis pachanoi* = san Pedro), como ingrediente de una poción psicodélica llamada cimora (Rätsch, 1998; Smith, 1998 & 2001 y Trenary, 1997). Aunque es posible que así sea, no se ha demostrado que las especies de *Neoraimondia* tengan por sí solas componentes activos.

Principios activos

La fenetilamina.

Uso

Tras pelarlo y secarlo, el cactus *Neoraimondia* se puede pulverizar o bien cortar en trozos pequeños. Junto al cactus *Trichocereus pachanoi* y otras plantas psicotrópicas (como *Hippobroma, Pedilanthus* y *Brugmansia*) se elabora la cimora (Rätsch, 1998).

Características

Cactus arboriforme y columnar muy ramificado. Puede llegar a medir hasta 10 metros. Posee entre cuatro y ocho nervaduras y flores de color rojo que brotan de día. Se subdivide en las especies *Neoraimondia* y *Neocardenasia*. Se reproduce sembrándolo o mediante esquejes.

Notocactus spp. (=Parodia)

(K. Schum.) Fric

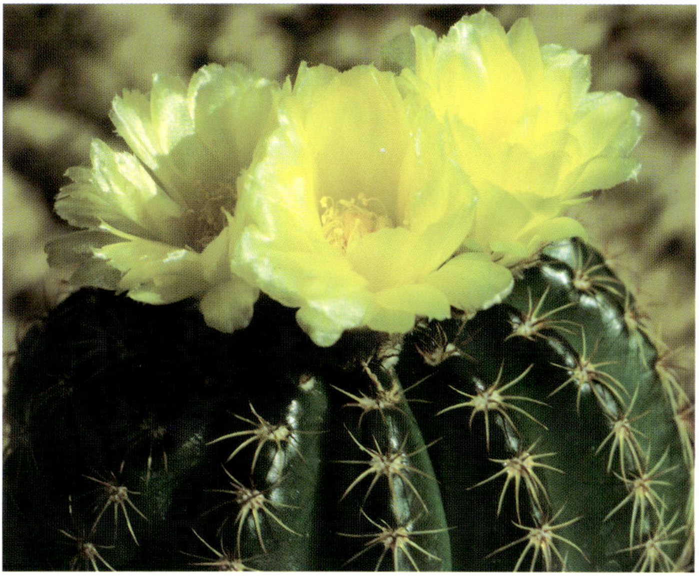

Sus flores en forma de embudo son amarillas, aunque a veces pueden ser rojas.

Especies psicoactivas

Notocactus concinnus
Notocactus herteri
Notocactus maldonadensis
Notocactus ottonis
Notocactus scopa

Historia

Argentina, Brasil, Paraguay y Uruguay. Su uso es ritual y medicinal (Backeberg, 1974 y Trenary, 1997).

Principios activos

La fenetilamina.

Uso

Este cactus es muy espinoso, razón por la cual se utiliza muy poco o casi nada. Se retiran las espinas de un cactus viejo. Posteriormente, se corta la planta en láminas y se deja secar al sol. Una vez el tejido está seco, puede consumirse.

Características

Cactus de cuerpo globular con hasta sesenta nervaduras distintas (puntiagudas, afiladas, muñosas, redondas...). Si tiene muchos años, puede llegar a medir un metro de altura. Sus flores tienen forma de embudo y son de color amarillo, algunas veces rojas. Poseen unas franjas rojas o amarillas muy brillantes. Sus frutos son pequeños.

El *Notocactus* se asocia actualmente a la especie *Parodia*. Se reproduce cultivando las semillas.

Obregonia denegrii

Fric

Peyotillo, peyote, hikuli sunami

Historia

Norte de México. Los tarahumara utilizan el cactus *Obregonia* como sustituto del peyote. Lo denominan peyote o peyotillo (ver *Pelecyphora*) (Backeberg, 1974; Gottlieb 1977; Neil *et al*, 1971; Rätsch, 1998 y Trenary, 1997).

Principios activos

Hordenina, otras fenetilaminas y tiramina.

Uso

Se toma fresco o seco. Se retiran las espinas y se consume, según su edad y características, entre uno y tres ejemplares.

Características

El *Obregonia* es un cactus verrugoso excepcional. Tiene pocas espinas y una flor con forma de embudo de color blanco, a veces rosado. Las hojas verrugosas alargadas tipo agave se agrupan en forma de rosetas. El cactus *Obregonia* puede llegar a tener 12 cm de altura. Necesita mucha luz y calor. Se reproduce por germinación o mediante injertos.

Opuntia spp.

Mill.

Chumbera, higuera de Indias, figuera de moro

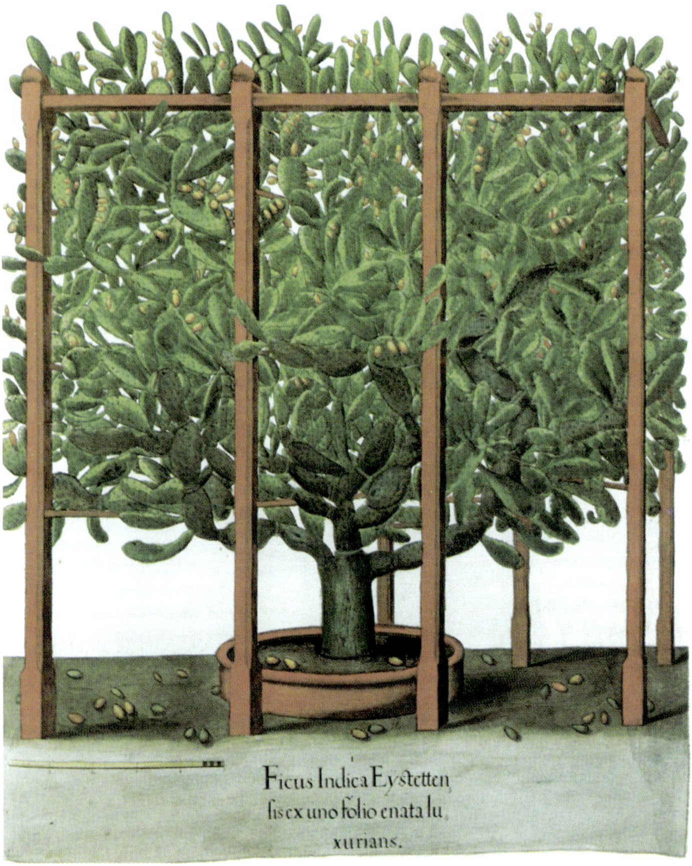
Ficus Indica Eystetten
sis ex uno folio enata lu
xurians.

Opuntia ficus-indica. *Ilustración de Hortus Eystettensis, 1613.*

Especies psicoactivas (no analizadas químicamente)

Opuntia acanthocarpa
Opuntia aurantiaca
Opuntia invicta
Opuntia kleiniae

Opuntia basilaris
Opuntia bergeriana
Opuntia bigelovii
Opuntia brasilsis
Opuntia clavata
Opuntia comonduensis
Opuntia compressa
Opuntia curvospina
Opuntia cylindrica
Opuntia dillenii
Opuntia echinocarpa
Opuntia elatior
Opuntia engelmannii
Opuntia erinacea
Opuntia ficus-barbarica
Opuntia ficus-indica
Opuntia fragilis
Opuntia fulgida
Opuntia hickenii
Opuntia humifusa
Opuntia hyptiacantha
Opuntia imbricata
Opuntia inermis
Opuntia leptocaulis
Opuntia lindheimeri
Opuntia littoralis
Opuntia maxima
Opuntia megacantha
Opuntia microdasys
Opuntia pachypus
Opuntia phaeacantha
Opuntia polyacantha
Opuntia retrosa
Opuntia ramosissima
Opuntia salmiana
Opuntia schotti
Opuntia soehrensii
Opuntia spinosior
Opuntia stanlyi
Opuntia streptacantha
Opuntia stricta
Opuntia subulata
Opuntia versicolor
Opuntia violacea
Opuntia vulgaris
Opuntia whipplei

Historia

Canadá, Estados Unidos, México y Chile. Estos cactus se utilizan como alucinógenos, con fines médicos, alimenticios, o bien como plantas útiles en otros ámbitos. Algunas especies tienen mescalina u otros alcaloides con efectos narcóticos (como el fruto rojo del *Opuntia leptocaulis*).

El *Opuntia cylindria*, que tiene un alto contenido de mescalina, se utiliza en Chile como alucinógeno (Backeberg, 1974; Gottlieb, 1977; Rätsch, 1998; Smith, 2001 y Trenary, 1997).

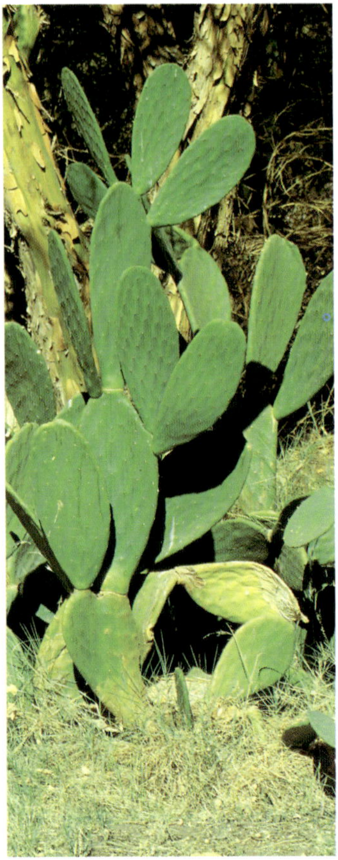

Opuntia sp.

En la antigüedad se confundía con el san Pedro (*T. pachanoi*).

Principios activos

Mescalina y fenetilaminas.

Uso

Se desconoce en qué dosis es efectivo, pues su contenido en alcaloides oscila mucho de una planta a otra.

Características

Estos populares cactus tienen brotes planos y ramilletes de espinas ganchudas con forma de peine. Algunas especies, por ejemplo la *Opuntia subulata*, no tienen estas características.

Presentan flores amarillas o rojas, y muy pocas veces blancas. Dan frutos redondos o con forma de pera. Se reproducen sembrándolos (¡un proceso muy lento!) o mediante esquejes o injertos.

Pachycereus spp.

(A. Berger) Br. et R.

Cardón, carve, cawe, chawe, hecho, pitahayo, pitayo, shawe, wichowaka

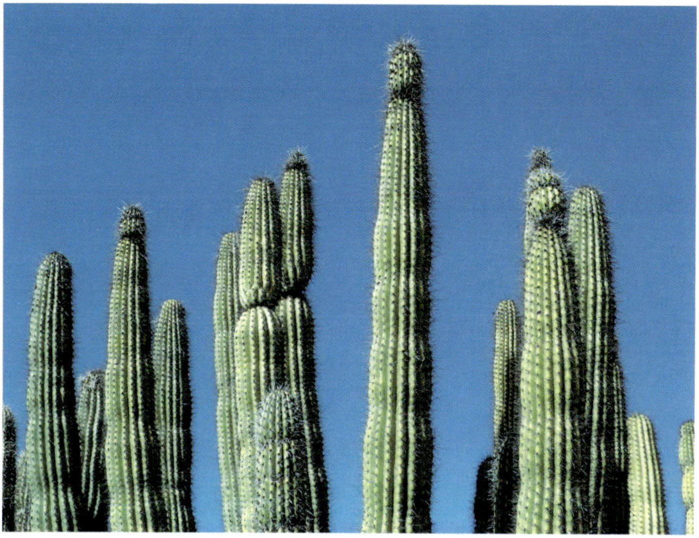

Pachycereus pecten-arboriginum

Especies psicoactivas

Pachycereus grandis
Pachycereus marginatus
Pachycereus pecten-arboriginum
Pachycereus pringlei
Pachycereus tehuantepecanus
Pachycereus weberi

Historia

México. También se encuentra en Estados Unidos. Los tarahumara utilizan el *Pachycereus pecten-arboriginum* como ingrediente para elaborar una cerveza de maíz (tesgüino). Antiguamente, su fruto espinoso se utilizaba como peine. Por esta razón recibió el nombre científico de *P. pecten-arboriginum*. Los tarahumara bebían ceremonialmente su jugo. Hoy en día se utiliza en la medicina popular como sustituto del peyote[7].

Principios activos

Pilocereina, fenetilamina e isoquinolina.

Uso

Se machaca y se exprime la carne del cactus. El zumo se bebe. La pulpa caliente se utiliza como remedio contra el reuma (Rätsch, 1998 y Schultes & Hofmann, 1998). La cantidad de alcaloides oscila de una especie a otra.

Características

El *Pachycereus* es, como su nombre indica, un cactus columnar (*Cereus* = cactus con forma de columna; todos los *Cereen* son cactus columnares). Es arboriforme y puede llegar a medir hasta 10 metros. Tiene entre ocho y quince nervaduras, y flores con forma de embudo y escamas. No le gusta el agua y sí el aire fresco, el calor y la luz solar. Se reproduce mediante germinación o con injertos.

7. Rätsch 1998, Roush 1984, Schultes & Hofmann 1998, Smith 1998 & 2001 y Trenary 1997.

Parodia sanguiniflora

Fric ex Backeb.

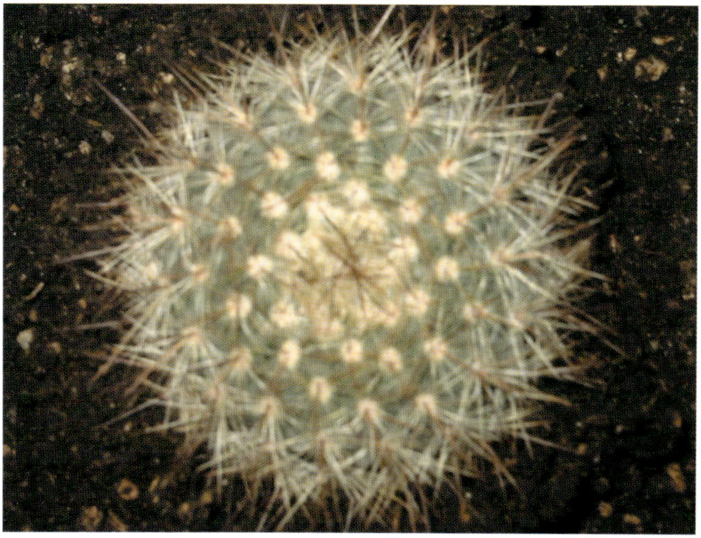

Historia

Bolivia. Se usa como cactus alucinógeno (Trenary, 1997).

Uso

Se come todo el cactus una vez pelado y seco.

Características

Cactus verrugoso y de cuerpo globular que no supera los 8 cm de altura. Tiene más o menos quince espinas radiales blancas y cuatro espinas centrales. La más inferior es ganchuda y sobresaliente y de un color marrón rojizo. Sus flores son amarillas o rojas y miden unos 4 cm de ancho. Se reproduce cultivando las semillas.

Pelecyphora spp.

C. Ehrenb.

Falso peyote, peyote, peyotillo, peotillo, piote

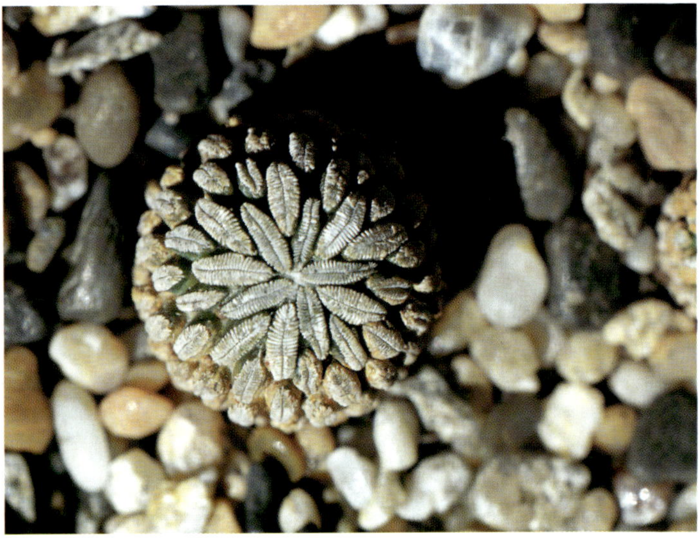

Especies psicoactivas

Pelecyphora aselliformis *Pelecyphora pseudopectinata*

Historia

México. El cactus *Pelecyphora* se encuentra principalmente en el estado mexicano de San Luis de Potosí. Contiene muy poca mescalina. Se utilizaba y se usa aún hoy en día como sustituto del peyote (peyotillo)[8].

8. Backeberg 1974, Crosby & McLaughlin 1973, Gottlieb 1977, Pardanani *et al* 1977, Rätsch 1998, Schuldes 2001, Schultes & Hofmann 1998, Smith 1998 & 2001, Stafford 1977, Trenary 1997 y Trout 1997.

Principios activos

Mescalina, pellotina y otras fenetilaminas, isoquinolina, hordenina y otras tiraminas.

Uso

Con el estómago vacío, se come entre tres y cinco ejemplares de cactus viejos una vez se le han quitado las espinas. Pueden consumirse frescos o secos.

Características

El cactus *Pelecyphora* es pequeño y de cuerpo globular. Puede llegar hasta 10 cm de altura. Tiene pequeñas verrugas a partir de las cuales crecen espinas en forma de peine. Posee aureolas y unas flores de color blanco rosáceo. El *Pelecyphora* necesita mucha luz solar y calor. Se reproduce mediante injertos (el método más aconsejable) o semillas.

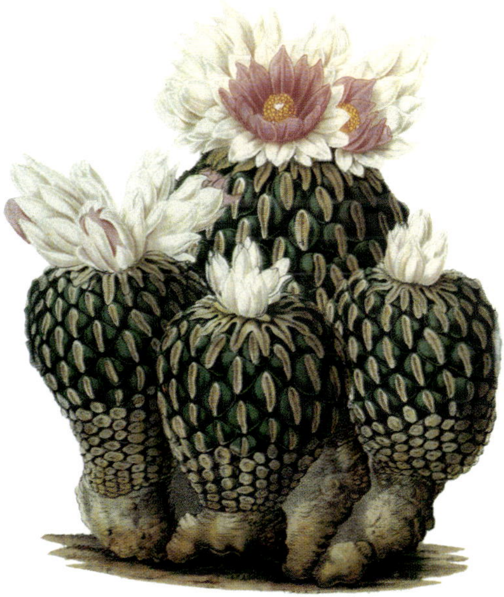

Pelecyphora aselliformis. *Ilustración de Ch. Lemaire, Gent 1854-1886.*

Peniocereus greggii

(Engelm) Br. et R.

Historia

Estados Unidos. En combinación con otros cactus, era (¿y es?) utilizado con fines medicinales. Es una especie poco conocida (Trenary, 1997).

Uso

Se utilizan entre 20 cm y 45 cm de una ramificación del cactus como ingrediente para elaborar una poción alucinógena.

Características

Cactus rastrero con forma de columna que puede llegar a medir 3 metros. Tiene brotes oscuros y angulosos. Posee entre seis y nueve espinas radiales, y dos o ninguna espina central. Tiene flores blancas y delgadas de hasta 20 cm de largo. Se reproduce mediante esquejes.

Pereskia spp.

Mill.

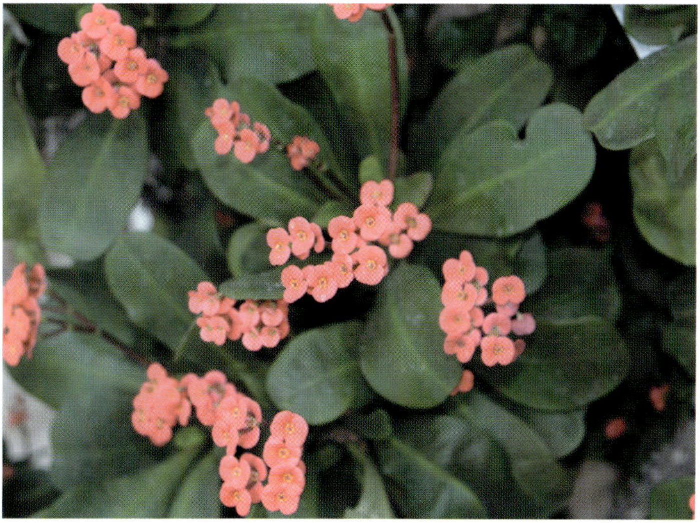

Especies psicoactivas

Pereskia aculeata
Pereskia autumnalis
Pereskia corrugata
Pereskia cubensis
Pereskia godseffiana
Pereskia grandiflora
Pereskia guamacho
Pereskia pititache
Pereskia tampicana

Historia

América del Norte y América del Sur. Algunas especies contienen mescalina. En México se utiliza como aditivo del peyote (Rätsch, 1998 y Trenary, 1997).

Principios activos

Mescalina y otras fenetilaminas.

Uso

Se pelan y se secan los brotes del cactus. Un trozo de 30 cm representa una dosis.

Características

El *Pereskia* es tal vez la planta más curiosa de toda la familia de los cactus. A simple vista resulta muy difícil distinguir que es un cactus. Las distintas especies son arbóreas, con pocas espinas y hojas poco suculentas. Poseen flores con tallo. No soportan los periodos de sequía, y requieren un sustrato alcalino (pH 8) poco frecuente para los cactus. Se reproducen mediante esquejes.

Pereskiopsis spp.

Br. et R.

Especies psicoactivas

Pereskiopsis chapistle
Pereskiopsis scandens

Historia

Guatemala, Honduras y México. Se utiliza en México en tiempos de escasez de peyote (Rätsch, 1998 y Trenary, 1997).

Principios activos

Mescalina y otras fenetilaminas.

Uso

Se mastican las hojas secas del cactus durante mucho tiempo y después se tragan. Es importante absorber bien su jugo. También es posible fumar las hojas, aunque el efecto será menor. Se puede comer toda la planta.

Características

Este cactus pertenece a la subfamilia de las opuntioideas. Se parece al *Pereskia* por la forma del arbusto, y sus brotes y hojas son asimismo poco suculentas. Sus aureolas tienen pequeños pelos (por esta razón se asocia a las opuntioideas). Tiene pocas espinas y sus flores redondas son amarillas o rojas. Se reproduce mediante esquejes.

Phyllocactus spp. (=*Epiphyllum*)

Link

Historia

América tropical. Algunas especies se utilizaban y se utilizan aún, en combinación con otros cactus, como ingredientes de bebidas alucinógenas (Trenary, 1997).

Uso

Las hojas u otras partes de la planta se comen frescas, o bien se cuecen y se toman como bebida.

Características

Los *Phyllocactus* no forman una especie independiente, sino que pertenecen al tipo *Epiphyllum*. Los cultivadores de cactus han visto en los *Phyllocactus* la posibilidad de realizar cruces de especies. Por esta razón existen muchos híbridos de *Epiphyllum*, *Aporocactus, Selenicereus, Heliocereus, Nopalxochia* con el nombre de *Phyllocactus*. Se reproduce mediante esquejes.

Pilosocereus spp.

Byles et G.D Rowley

Especies psicoactivas

Pilosocereus chrysacanthus
Pilosocereus gounellei
Pilosocereus guerreronis
Pilosocereus maxonii

Historia

Antillas, Ecuador, Guatemala, Colombia, Brasil, Estados Unidos y Venezuela. Este cactus se utiliza con fines medicinales y como narcótico. El *P. gounellei* contiene cafeína (Rätsch, 1998 y Trenary, 1997).

Principios activos

Isoquinolina y fenetilamina.

Uso

Tras pelarlo y secarlo, se consume un trozo de cactus de hasta unos 30 cm de largo. Con el extracto de *P. gounellei* se elabora una poción parecida a la cola, aunque su sabor no se parezca en absoluto. Dado que sus componentes oscilan de una planta a otra, es aconsejable comerlo poco a poco.

Características

Cactus arboriforme y con forma de columna que puede llegar a medir hasta 10 metros. Tiene entre cuatro y treinta nervaduras, y flores de hasta 10 cm que brotan de noche. Se reproduce sembrándolo o mediante esquejes.

Polaskia chende

(Gosselin) Gibson et Horak

Historia

Sur de México (Puebla y Oaxaca) y California. Se utiliza como sustituto del peyote. Contiene poca proporción de mescalina (Rätsch, 1998 y Trenary, 1997).

Principios activos

Mescalina y otras fenetilaminas.

Uso

Para obtener el efecto deseado es importante, a causa de su poco contenido en mescalina, consumir un trozo grande.

Características

Cactus arboriforme y con forma de columna que puede llegar a medir 4 metros. Tiene entre siete y ocho nervaduras y una corona de ramas. Puede tener hasta 30 cm de ancho. Tiene aureolas lanosas y de cinco a seis espinas radiales, con una o ninguna espina central. Posee flores de color rojo claro que pueden llegar a medir 5 cm de largo y 6 cm de ancho. Sus frutos son redondos. Se reproduce cultivando las semillas o, cuando es pequeño, mediante esquejes.

Pseudolobivia kermesina (=*Echinopsis*)

Krainz

Historia

Argentina. Hasta ahora se ha publicado muy poco referente al poder psicotrópico de esta planta (Trenary, 1997).

Principios activos

La fenetilamina.

Uso

Se retiran las espinas de uno o más cactus, se secan y posteriormente se comen. Sus efectos apenas se notan, incluso después de consumir cuatro plantas.

Características

Cactus con forma plana y redonda de hasta 6 cm de alto y 8 cm de ancho. Tiene entre quince y veinticinco nervaduras y aureolas de color gris. Posee de once a dieciséis espinas radiales y entre cuatro y seis espinas centrales. Sus flores son de color rosa o rojo y miden hasta 17 cm de largo y 9 cm de ancho. Sus frutos tienen forma redonda o cilíndrica. Se reproduce cultivando las semillas. El cactus *Pseudolobivia* se asocia actualmente al *Echinopsis*.

Pterocereus spp. (=*Pachycereus*)

T. MacDoug. et Miranda

Especies psicoactivas

Pterocereus foetidus
Pterocereus gaumeri

Historia

Guatemala, Honduras y México. Se utiliza en México, por su contenido en mescalina, como sustituto del peyote (*P. gaumeri*) o bien mezclado con éste (*P. foetidus*) (Rätsch, 1998 y Trenary, 1997).

Principios activos

Mescalina, otras fenetilaminas e isoquinolina.

Uso

Este cactus se utiliza como sustituto del peyote. Se come un trozo seco de unos 25 cm de largo, o bien un trozo fresco de unos 40 centímetros. El *P. foetidus*, cuando acompaña al peyote, lo dota de un efecto especial.

Características

Cactus arboriforme con forma de columna que puede llegar a medir hasta 8 metros. Tiene pocas ramas y tres o cuatro nervaduras que parecen alas. Sus flores tienen forma de embudo y su color oscila entre el blanco y el verde. Florecen de noche. Se reproduce cultivando las semillas y, cuando es pequeño, mediante esquejes. Se asocia actualmente al *Pachycereus*.

Rebutia marsoneri

Werderm.

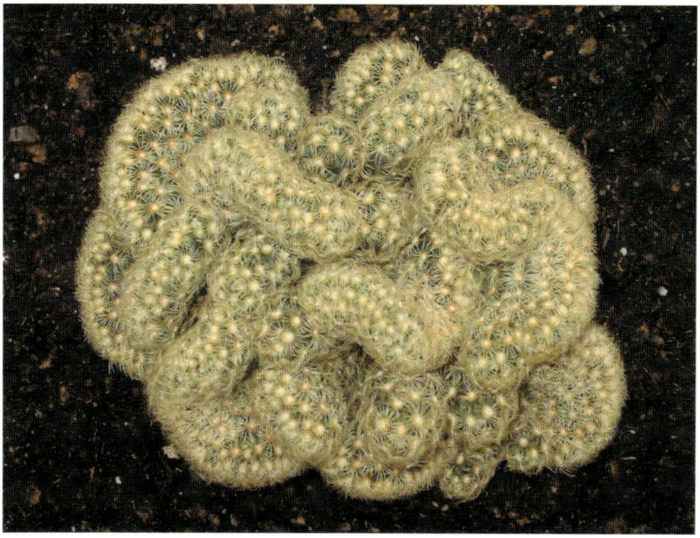

Rebutia sp.

Historia

Norte de Argentina (Jujuy). Hasta ahora no se ha publicado nada concreto al respecto. Se usa en el curso de rituales (Trenary, 1997).

Uso

Con el estómago vacío, se come entre cuatro y diez ejemplares secos y sin espinas.

Características

Cactus verrugoso de cuerpo globular que puede llegar a medir 3 cm de alto y 4 cm de ancho. A veces presenta brotes.

Sus verrugas pueden llegar a tener 2 milímetros. Posee aureolas lanosas. Tiene unas treinta espinas (blancas, marrones y amarillas) y flores de más de 4 cm de largo y 3 cm de ancho de color naranja o amarillo.

Sus frutos son redondos. Se reproduce cultivando las semillas o mediante esquejes.

Rhipsalis spp.

Gaertn.

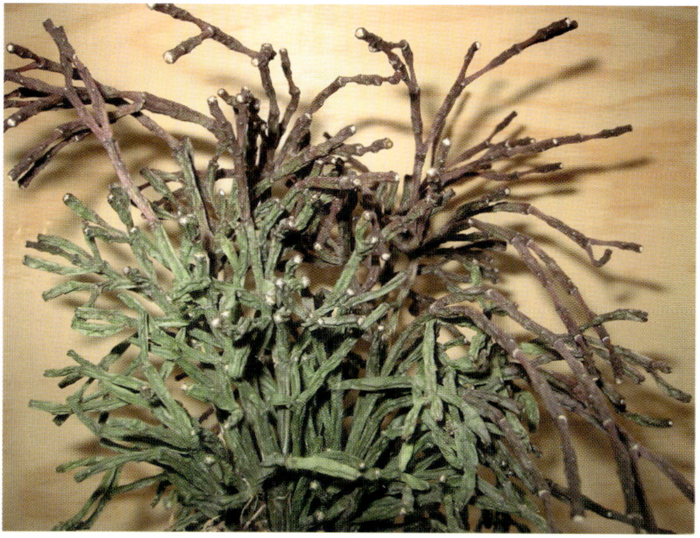

Rhipsalis caplilliformis

Especies psicoactivas

Rhipsalis baccifera
Rhipsalis warmingiana

Historia

África, América y Sri Lanka. Se usa sobre todo en México y África como ingrediente de bebidas psicotrópicas (Trenary, 1997).

Uso

Se cuecen algunas partes y brotes de este cactus para preparar una infusión.

Características

Los cactus de esta especie son muy diferentes en cuanto a su forma, aunque mayoritariamente suelen tener paletas. A veces son arboriformes y otras veces crecen de forma recta o cuelgan con flores pequeñas y tubulares de distintos colores (blancas o rojas). El *Rhipsalis* adora las alturas y el clima húmedo. No soporta los periodos largos de sequía.

Se reproduce cultivando las semillas, mediante esquejes o a través de injertos.

Schlumbergera

Lem.

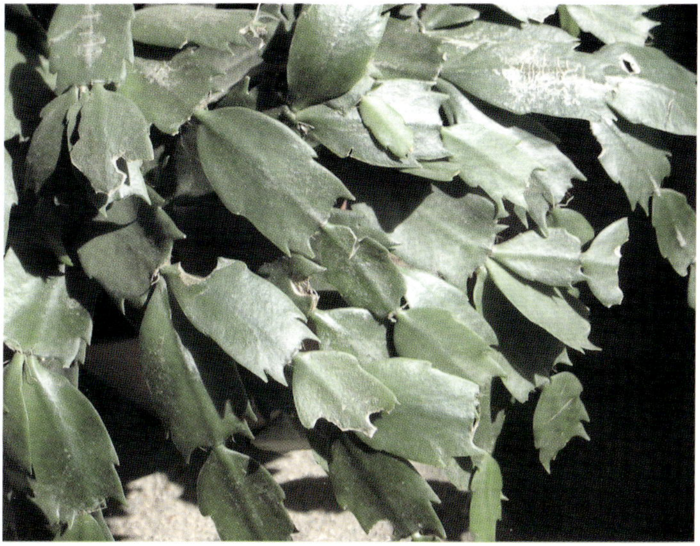

Schlumbergera russelliana

Especies psicoactivas

Schlumbergera bridgesii *Schlumbergera truncata*

Historia

Brasil. Se usa como psicofármaco y analgésico (Trenary, 1997).

Uso

Se secan varias partes del cactus y se trituran hasta convertirlas en polvo. Con éste, se elabora una poción o simplemente se fuma.

Características

Cactus tropical de cantos dentados. Tiene muy pocas espinas y brotes colgantes, zigomórficos o radiales. Sus flores son blancas o rojas. Existen muchos híbridos de esta especie de colores muy variados. El más popular es el *Schlumbergera*, más conocido como cactus de navidad, que no es enteógeno. Se reproduce cultivando las semillas o mediante injertos.

Sclerocactus intertextus

(Engelm.) NP Taylor

Historia

Suroeste de Texas, sureste de Arizona y norte de México. Se utiliza en México en combinación con el peyote (Gottlieb, 1977).

Uso

Se come todo el cactus seco como aditivo, pues esta especie sólo sirve para aumentar los efectos de la mescalina. Se recomienda hacer un uso cuidadoso del mismo, pues tiene muchos componentes todavía no identificados.

Características

Cactus de cuerpo globular que con los años va adquiriendo una forma ovalada. No supera los 10 cm de alto y los 7 cm de ancho. Tiene trece nervaduras protuberantes y oblicuas. Posee aureolas y entre dieciséis y veinticinco espinas radiales, con cuatro espinas centrales. Sus flores rojas tienen forma de embudo y miden 2,5 cm tanto de largo como de ancho. Sus frutos son verdes y redondos.

Selenicereus spp.

(A. Berger) Br. et R.

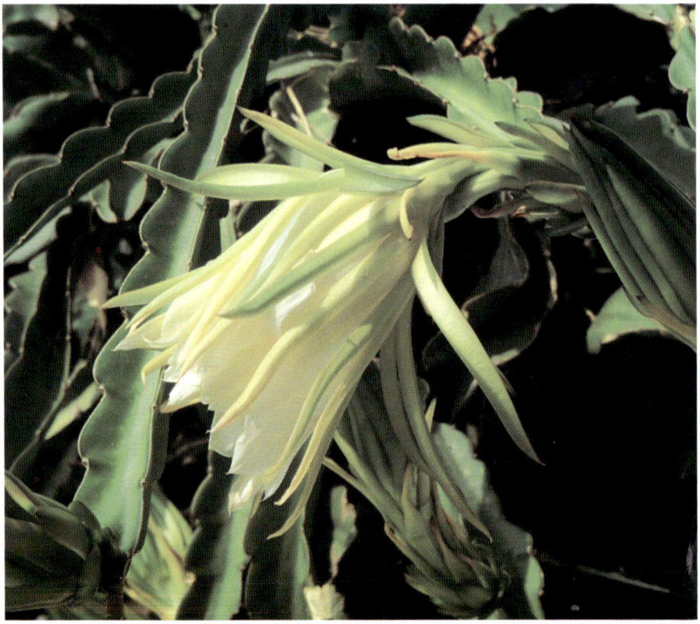

Selenicereus grandiflorus

Especies psicoactivas

Selenicereus donkelaarii

Selenicereus grandiflorus

Selenicereus hamatus

Selenicereus pteranthus

Historia

América del Sur y América Central, aunque el *S. grandiflorus* se encuentra también en Jamaica, Cuba, Haití y en las pequeñas Antillas. Con uno de los componentes de este cactus, denominado también Reina de la noche, se elabora un medicamento para el corazón. Las otras especies se utilizan como alucinógenos (Rätsch, 1998; Smith, 2001 y Trenary, 1997).

Principios activos

Cactina, isorhamnetina, fenetilamina y otros.

Uso

Las flores de *Selenicereus* se cuecen para elaborar un preparado afrodisíaco. Los brotes también son comestibles. Se desconoce qué dosis se necesita para que sus componentes sean efectivos (Backeberg, 1974).

Características

Cactus con imponentes flores de color amarillo pálido y forma de vaso que florecen una única noche. La punta de sus brotes es pilosa y de color marrón. El *Selenicereus* tiene también brotes triangulares con espinas cortas. Crece muy rápido y se reproduce muy bien a partir de semillas o mediante esquejes.

Solisia pectinata (=Mammillaria)

(Stein) Br. et R.

Historia

México. Los tarahumara lo usan como sustituto del peyote (Gottlieb, 1977; Rätsch, 1998; Smith, 1998 & 2001 y Trenary, 1997).

Principios activos

La fenetilamina.

Uso

Ver *Mammillaria*.

Características

El cactus *Solisia pectinata* pertenece actualmente al grupo de los *Mammillaria*. Como muchos otros cactus (*Epithelantha* o *Dolichothele*) ha tenido que renunciar a su singularidad para pasar a formar parte de un grupo más general, en beneficio de investigadores y coleccionistas. El cactus *Solisia* tiene flores grandes y con forma de embudo de color blanco, amarillo o rosa. Su forma redondeada se estira con el tiempo. Está totalmente cubierto de espinas radiales finas de color blanco. Sus semillas son negras. Se reproduce cultivando las semillas. Actualmente se asocia a la especie *Mammillaria*.

Stenocereus spp.

(A. Berger) Riccob.

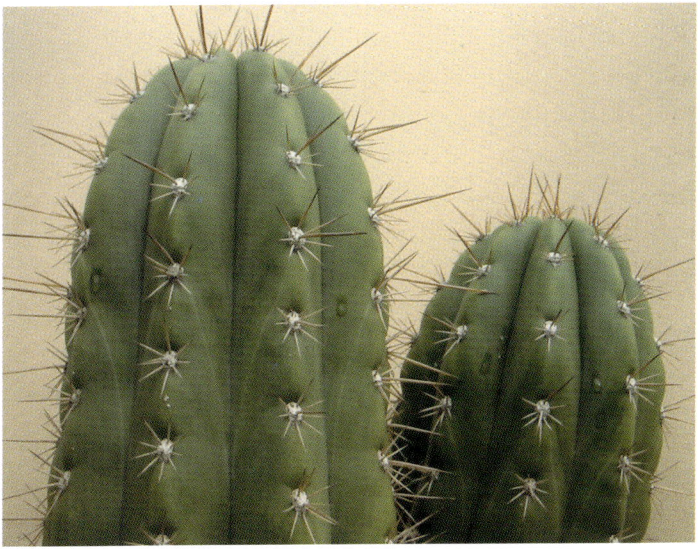

Stenocereus griseus

Especies psicoactivas

Stenocereus beneckei
Stenocereus eruca
Stenocereus stellatus
Stenocereus treleasei

Historia

Costa Rica, Curaçao, Grandes Antillas, Guatemala, Honduras, Colombia, México, Nicaragua y Venezuela. Se utiliza en México, por su contenido en mescalina, como sustituto del peyote (Rätsch, 1998 y Trenary, 1997).

Principios activos

Mescalina y otras fenetilaminas.

Uso

Un trozo seco de unos 20 cm de largo integra una dosis. Su contenido en mescalina oscila de forma parecida al *Trichocereus*. Por esta razón: ¡cuidado!

Características

Cactus arboriforme con forma de columna y ramas en la base. Tiene espinas y de tres a veinte nervaduras. Sus flores son de color rosa y miden hasta 10 cm de largo. Esta especie florece de noche. Sus frutos también tienen espinas. Se reproduce cultivando semillas o, cuando es pequeño, mediante esquejes.

Stetsonia coryne

(Salm-Dyck) Br. et R.

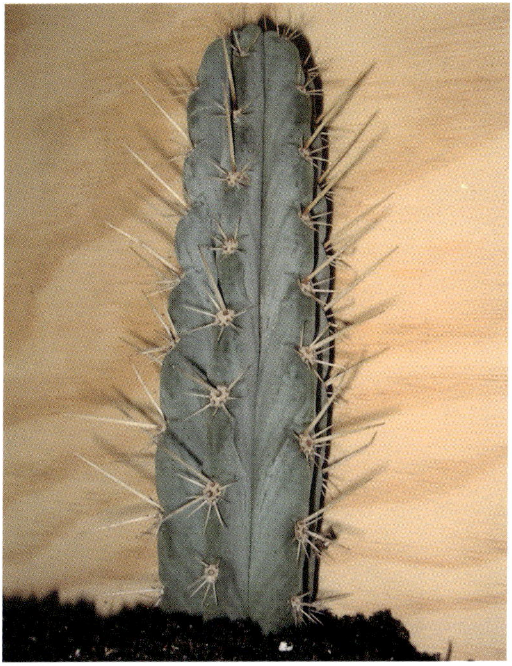

Este cactus puede llegar a medir ocho metros de altura.

Historia

Argentina, Bolivia y Paraguay. Contiene mescalina y se usa como anestésico y analgésico (Rätsch, 1998 y Trenary, 1997) a causa de su contenido en alcaloides (*www.psychedelic-education.org*).

Principios activos

Mescalina, otras fenetilaminas e isoquinolina.

Uso

De un brote de 25 cm, se pelan unos 5 cm y se deja secar.

Características

Cactus arboriforme con forma de columna que se ramifica. Tiene muchas espinas y ocho o nueve nervaduras. Puede llegar a medir hasta 8 m de altura. Posee entre siete y nueve espinas radiales y una central. Sus flores son de color blanco en el interior y verde en el exterior, y pueden llegar a medir hasta 15 cm de largo. Le gusta el calor y el ambiente seco.

Strombocactus disciformis

(DC.) Br. et R.

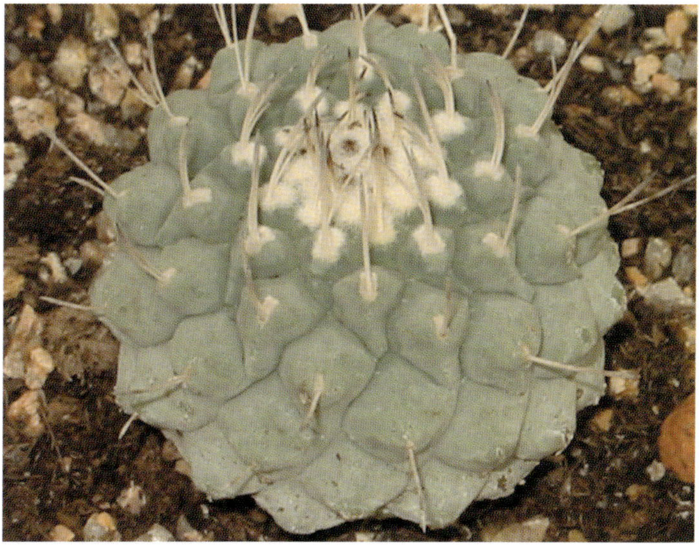

Este cactus es de una especie delicada que requiere muchos cuidados.

Historia

México. Se utiliza de forma parecida al peyotillo (*Pelecyphora aseliformis*) como sustituto del peyote (Gottlieb, 1977; Rätsch, 1998; Smith, 1998 & 2001 y Trenary, 1997).

Uso

Ver *Mammillaria* y *Pelecyphora*. Pero cuidado: ¡posee componentes desconocidos!

Características

Cactus verrugoso de hasta 15 cm de ancho. Tiene entre una y cinco espinas, y flores de color amarillo pálido que pueden llegar a medir 4 cm de ancho y 3 cm de largo. Es una especie delicada que requiere muchos cuidados. Para vivir necesita un sustrato mineral, poco agua y mucha luz y calor. Es parecida al *Ariocarpus*. Se reproduce con semillas o mediante esquejes de las verrugas.

Sulcorebutia kruegeri (=*Rebutia*)

(Cárd) F. Ritter

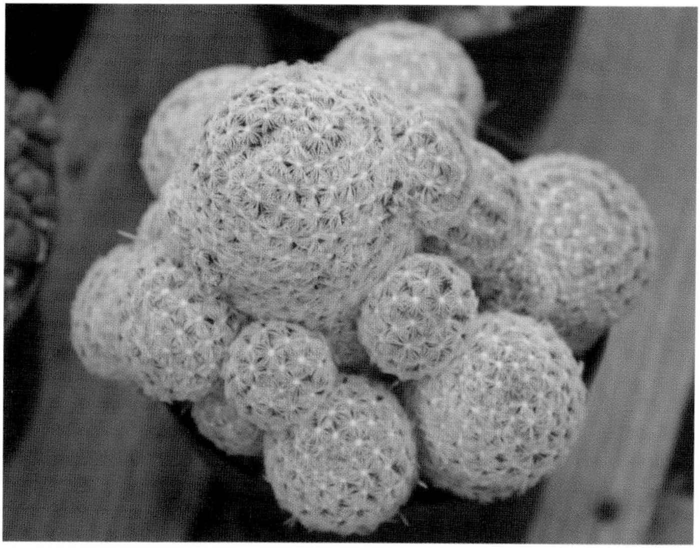

Sulcorebutia arenacea

Historia

Bolivia (Cochabamba). Se usa como psicodélico (Trenary, 1997).

Uso

Para llevar a cabo una sesión psicodélica se necesitan entre uno y tres ejemplares pelados y secos.

Características

Cactus de unos 5 cm de ancho, de cuerpo globular plano y con brotes. Sus flores son de color amarillo o naranja y pueden llegar a medir hasta 2 cm de largo. Sus frutos son rojos. Se reproduce con el cultivo se semillas. Se asocia al *Rebutia*.

Thelocactus bicolor

(Galeotti ex Pfeiff.) Br. et R.

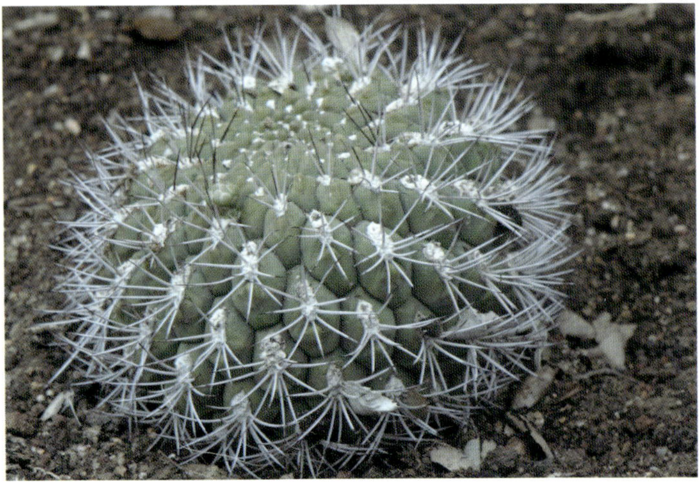

Thelocactus nidulans

Historia

Sur de Texas y México central. Se utiliza como alucinógeno (y como potenciador de los efectos de otros alucinógenos) en el mismo contexto que el peyote (Trenary, 1977).

Uso

Se consumen trozos pequeños, pelados y secos, junto con peyote o san Pedro. De esta manera se potencia el efecto de la mescalina. ¡Se aconseja ir con cuidado, pues todavía se desconocen sus componentes!

Características

Cactus de forma cilíndrica o de cono que mide hasta 10 cm de ancho y 20 cm de alto. Tiene entre ocho y trece nervaduras. Posee de nueve a dieciocho espinas radiales y cuatro espinas centrales. Sus flores tienen forma de embudo y son de color rosa rojizo; pueden medir hasta 6 cm de largo. Sus frutos son de color marrón rojizo. Se reproduce a través del cultivo de semillas.

Trichocereus spp. (=*Echinopsis*)

(A. Berger) Riccob.

San Pedro, cardón, cardón grande, achuma, pasakana

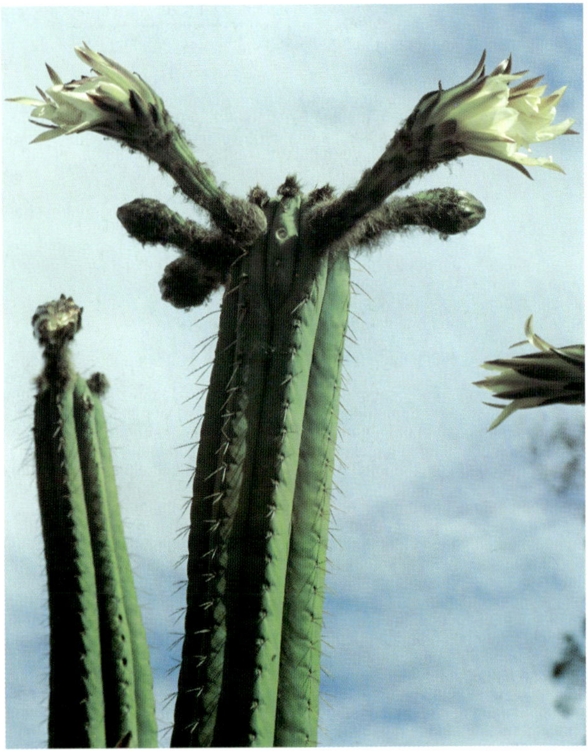

Trichocereus pachanoi *(san Pedro)*

Especies psicoactivas

Trichocereus atacamensis
Trichocereus andalgalensis
Trichocereus bridgesii
Trichocereus camarguensis
Trichocereus peruvianus
Trichocereus purpureopilosus
Trichocereus santiaguensis
Trichocereus scopulicola

Trichocereus candicans
Trichocereus courantii
Trichocereus cuzcoensis
Trichocereus fulvilanus
Trichocereus huascha
Trichocereus knuthianus
Trichocereus lamprochlorus
Trichocereus macrogonus
Trichocereus manguinii
Trichocereus pachanoi
Trichocereus pasacana
Trichocereus schickendantzii
Trichocereus skottsbergii
Trichocereus spachianus
Trichocereus strigosus
Trichocereus taquimbalensis
Trichocereus terscheckii
Trichocereus thelegonoides
Trichocereus thelegonus
Trichocereus tunariensis
Trichocereus validus
Trichocereus werdermannianus

Historia

Argentina, Bolivia, Perú, Ecuador, Perú y Chile. El *Trichocereus* se toma en los Andes bolivianos, ecuatorianos y peruanos desde hace más de 3.000 años como sustancia sagrada (para curar, adivinar el futuro o como elixir mágico). Aparte de en las ceremonias religiosas, el *Trichocereus* es utilizado también como afrodisíaco. El san Pedro se asocia normalmente a la fuerza, la valentía y la majestuosidad. Es considerada la planta mágica más fundamental[9].

Las especies psicodélicas más importantes

T. bridgesii – Tiene más o menos el mismo contenido de mescalina que el *T. pachanoi*.

T. pachanoi – Cactus arboriforme procedente de Ecuador que, en estado salvaje, crece con pocas espinas. En cultivo las espinas desaparecen. Puede llegar a medir hasta 6 metros.

Es una base para injertos muy eficaz. Se utiliza tradicionalmente como sustituto del peyote. Su contenido en mescalina

9. Backeberg 1974, Crosby & McLaughlin 1973, Gottlieb 1977, Pardanani *et al* 1977, Rätsch 1998, Schuldes 2001, Schultes & Hofmann 1998, Smith 1998 & 2001, Stafford 1977, Trenary 1997 y Trout 1997.

asciende a 0,3% en el tejido fresco y hasta 1,2% en el tejido seco.

Naturalmente influyen también la edad de la planta y su entorno. Un *Trichocereus* de los Andes es más potente que uno europeo. Por otro lado, las plantas jóvenes tienen una mayor proporción de mescalina que las viejas.

T. peruvianus – Tiene más espinas y mescalina que el *T. pachanoi*. Su contenido en mescalina es parecido al del *Lophophora williamsii*, es decir, diez veces más que el *T. pachanoi*.

Principios activos

Mescalina, otras fenetilaminas, hordenina, tricocerina, tiramina y otros.

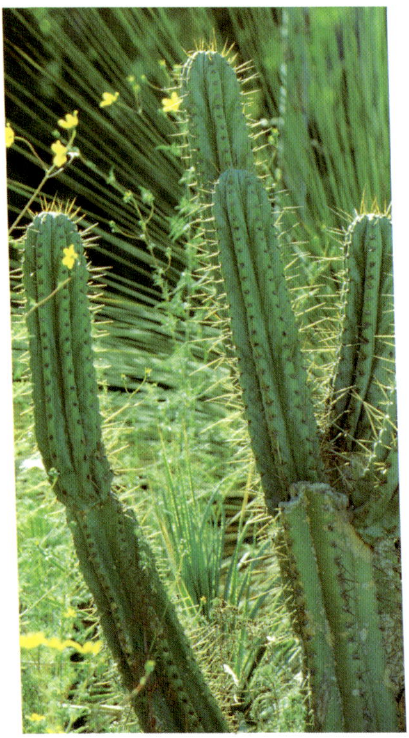

Trichocereus peruvianus

Uso

Una dosis individual normal sería un trozo seco de san Pedro (*T. pachanoi*) de unos 20 a 45 cm de largo. Su contenido en mescalina oscilará entre los 0,4 mg y los 0,9 mg. Se corta el tallo en láminas y se cuece.

La poción se elabora con san Pedro puro o bien junto con otras plantas psicoactivas.

El *T. peruvianus* contiene más mescalina. Otras especies tienen más o menos cantidad de alcaloides. Por esta razón, se recomienda ir con cuidado.

Características

La familia del *Trichocereus* está integrada por más de 80 especies. Hasta ahora no todas han podido ser estudiadas. Los *Trichocereus* son, vistos de cerca, muy distintos entre ellos aunque todos tienen forma columnar de candelabro. Algunos poseen espinas y otros no (como el *T. pachanoi* de cultivo).

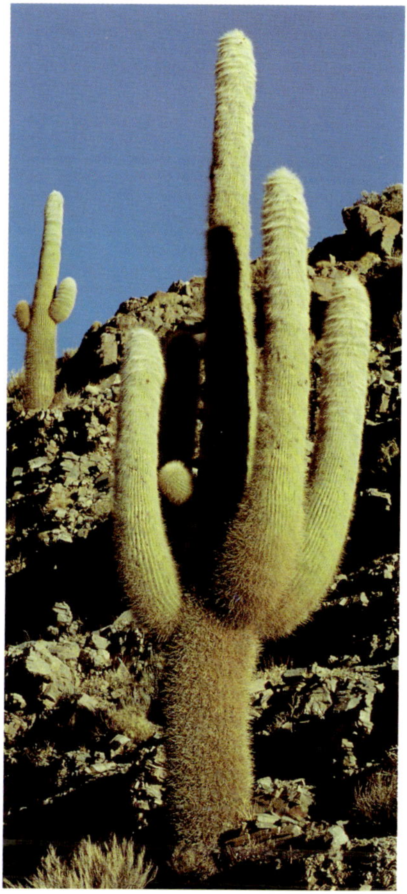

Trichocereus pasacana

El *Trichocereus* tiene entre cinco y trece nervaduras. Su forma columnar a menudo presenta ramificaciones. Su epidermis suele ser gris verdosa o azulada. Posee flores con forma de embudo de distintos colores. Los *Trichocereus*, especialmente los *T. pachanoi*, son ideales como soporte de injertos. Se reproducen mediante semillas o injertos. El *Trichocereus* se asocia actualmente al *Echinopsis*.

Turbinicarpus spp.

(Backeb.) Buxb. et Backeb.

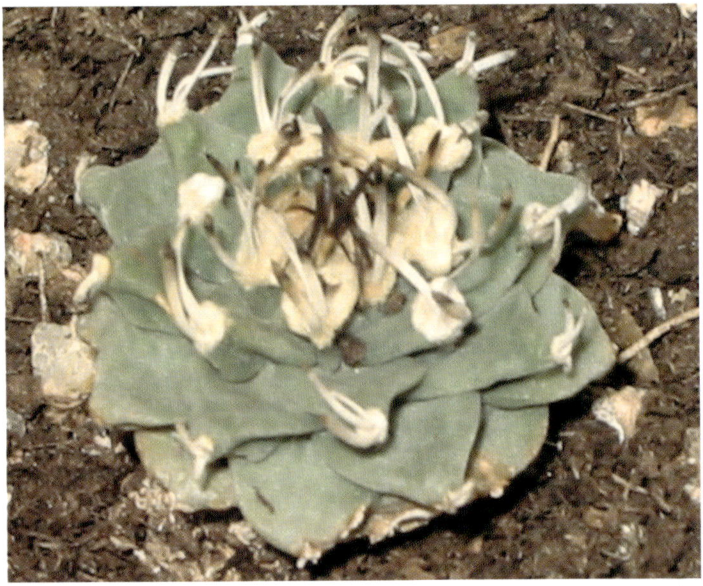

Turbinicarpus alonsoi

Posibles especies psicoactivas

Turbinicarpus alonsoi
Turbinicarpus dickisoniae
Turbinicarpus lophophoroides
Turbinicarpus mandragora
Turbinicarpus pseudomacrochele
Turbinicarpus pseudomacrochele ssp. krainzianus
Turbinicarpus pseudopectinatus
Turbinicarpus schmiedickeanus
Turbinicarpus schmiedickeanus ssp. flaviflorus
Turbinicarpus schmiedickeanus ssp. klinkerianus fam. *schwarzii*

Historia

México. Algunos tipos contienen mescalina. Se usa de forma similar al peyotillo (*Pelecyphora aselliformis*) (Gottlieb, 1977; Rätsch, 1998; Smith, 1998 & 2001; Starha, 1999; Trenary, 1997 y Trout, 1997).

Principios activos

Mescalina, hordenina, anhalinina, pellotina, tiramina, fenetilamina y otros.

Uso

Se toman entre tres y seis ejemplares secos. La dosis efectiva puede oscilar, pues no todas las especies tienen el mismo contenido. Hasta ahora se ha investigado poco sobre el tema.

Características

Cactus verrugoso de forma globular o cilíndrica que a veces tiene brotes. Posee una raíz con forma de nabo y de cuatro a cinco espinas rizadas. Tiene flores con forma de embudo de color amarillo o blanco. Sus frutos son ovalados. Es una especie muy delicada parecida al *Ariocarpus*. Se reproduce con el cultivo de semillas.

Wigginsia spp. (=*Parodia*)

(K. Schumann) Fric

Especies psicoactivas

Wigginsia arechavaletai
Wigginsia erinaceus
Wigginsia macrocantha
Wigginsia tephracantha

Historia

Argentina, Brasil y Uruguay. Se usa como cactus ritual junto a otras plantas psicoactivas (Trenary, 1997).

Principios activos

Sólo se han descubierto fenetilaminas no efectivas.

Uso

Ver *Notocactus* y *Parodia*.

Características

Cactus de cuerpo globular que tiene de seis a sesenta nervaduras. Actualmente, el *Notocactus* se asocia a la especie *Parodia*.

Zygocactus truncatus (=Schlumbergera)

(Haw.) K. Schum.

El *Zygocactus truncatus* apenas se menciona con este nombre en los textos (Trenary, 1997) –lo mismo que el *Dolichothele* o el *Neochilenia*–, a pesar de ser el nombre antiguo del cactus *Schlumbergera truncata*.

Fuentes consultadas para las especies activas y sus variedades:
Bruhn & Bruhn 1973, Ott 1993, Rätsch 1998, Smith 1998 & 2001,
Shulgin 1990 & 1997 y Trout 1999.

Anexo

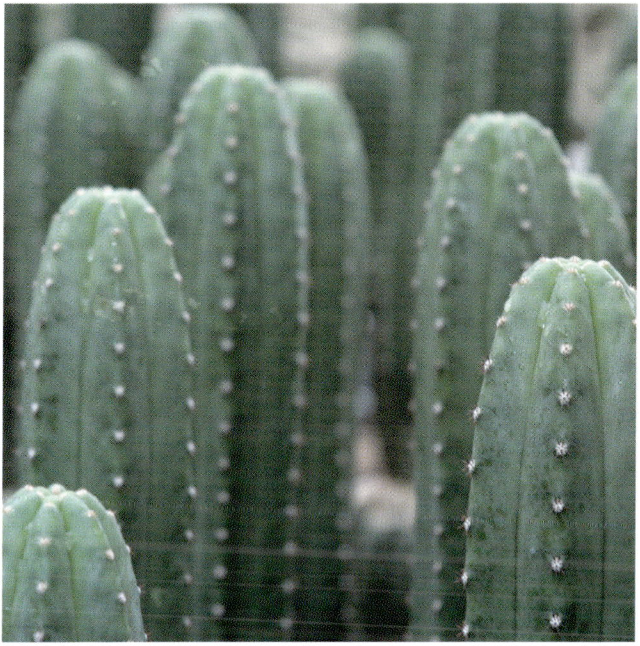

La fenetilamina de la mescalina

El alcaloide de la *Lophophora* llamado mescalina es una fenetilamina (PEA), más concretamente una ß-fenetilamina o 2-fenetilamina (3,4,5-trimetoxi-ß-fenetilamina) que tiene la fórmula $C_{11}H_{17}NO_3$.

La ß-fenetilamina es un derivado de la fenetilamina. Existen también fenetilaminas que no tienen ningún efecto psicotrópico o psíquico. En los cactus psicoactivos se han encontrado además de mescalina otras fenetilaminas, como hordenina o macromerina. El derivado de anfetamina MDMA (3,4,metilenodioximetanfetamina) y sus parientes (MDA, MDE, MMDA...), que cada vez se usan más, son fenetilaminas que se han sustituido de distinta forma.

En mi opinión, el efecto de la mescalina es comparable al de la psilocibina o la LSD, a pesar de que ambas son triptaminas y tienen una estructura distinta. Jochen Gartz me dijo una vez: «bajo la influencia de la mescalina, la conciencia es más clara que cuando uno toma LSD-25 o psilocibina».

Sobre esto se podría discutir mucho pues, como siempre, el efecto tiene que ver con la dosis y la forma de tomarlo. Probablemente, 500 miligramos de mescalina transportarán a los psiconautas de forma más intensa a través de su mundo interior que no 4 miligramos de psilocibina. Sin tener en cuenta las variables que acabamos de mencionar, la duración del efecto de la mescalina depende del peso corporal y de la sensibilidad general de cada organismo, así como de la experiencia particular del consumidor. Una experiencia con mescalina dura de media entre 5 y 12 horas. Esta sustancia puede detectarse en la orina hasta cuatro días más tarde, y en la sangre, tras varias horas a un día.

Situación jurídica

La situación legal tanto de las semillas como de los cactus de la especie *Lophophora* y *Trichocereus* es un tanto ambigua en nuestro ordenamiento jurídico. El artículo 368 del vigente Código penal español castiga con penas de hasta 9 años de prisión los actos de cultivo, elaboración o tráfico de drogas tóxicas, estupefacientes o sustancias psicotrópicas; así como aquellos que de otro modo promuevan, favorezcan o faciliten el consumo ilegal de las mismas. La mescalina figura en la lista I del Convenio sobre Sustancias Psicotrópicas firmado en Viena el 21 de febrero de 1971 suscrito por España (RCL 1976/1747, 1943 y ApNDL 5038). Dicha Lista es la que incluye las sustancias sometidas a una mayor fiscalización. Conforme a reiterada jurisprudencia –por todas las SS.T.S. núm. 2387/1993, de 2 de octubre (RJ 1993/7865), núm. 211/1997, del 21 de febrero (RJ 1997/1618), núm. 616/1997, del 6 de mayo (RJ 1997/3630) y núm. 1257/1999, del 17 de septiembre (RJ 1999/7192)–, la mescalina pertenece al grupo de los alucinógenos y es sustancia susceptible de causar grave daño a la salud. Se han ido actualizando las listas de sustancias y por O.M. del 31 de julio de 1967 (RCL 1967/1626, 2177 y NDL 12431) se incluyeron los alucinógenos que representan grave peligro para la salud en general. Se admite pacíficamente que el concepto de sustancias psicotrópicas del artículo 368 C.P. debe limitarse a las sustancias incluidas como tales en los Convenios Internacionales suscritos por España, entre los que se encuentra el citado.

En principio, los cactus vivos y las semillas de la especie *Lophophora* (y otros cactus enteógenos como los de la especie *Trichocereus*) son legales siempre que no se destinen al consumo o a la producción ilegal de sulfato de mescalina (mescalina aislada). Ello es así porque aquellos cultivos de plantas que contengan elementos tóxicos que no tengan o bien capacidad objetiva para ser difundidos entre terceras personas y, por lo tanto, afectar a la salud pública, o bien subjetivamente no estén destinados a la difusión del consumo ilegal, sino a otros fines (ornamentales, coleccionismo, investigación...) no deben ser considerados constitutivos de infracción penal alguna.

Cactus enteógenos

En relación con la posesión de semillas de cactus y su cultivo se plantean dos problemas:

a) Si la posesión de la semilla para el cultivo pudiera considerarse ya un acto de cultivo.

Como la posesión de semillas no supone que se haya iniciado cultivo alguno, debe concluirse que la posesión de semillas de cactus enteógenos no debe suponer problema alguno en el ámbito jurídico-penal.

b) Si la parte de la planta que se quiera destinar al cultivo debe contener o no principio activo.

La resolución de este segundo problema plantea mayor dificultad. Como algún autor ha señalado, en sentido propio no pueden cultivarse drogas tóxicas, estupefacientes o sustancias psicotrópicas. Éstas sólo pueden obtenerse de la planta después de un proceso de extracción de los principios activos. Dicho esto, es evidente que, en todo caso, el cactus objeto del cultivo o de la posesión debe contener elementos que puedan considerarse droga tóxica, estupefaciente o sustancia psicotrópica. De ello podemos concluir que la tenencia o el cultivo de cactus que, sólo después de su manipulación puedan dar lugar a que se obtenga el principio activo mescalina, no será una conducta constitutiva del delito contra la salud pública tipificada en el Código penal español. Sin embargo, cabría la posibilidad de que la posesión o cultivo de ejemplares de las especies *Lophophora* y *Trichocereus* pudieran considerarse actos preparatorios punibles o actos de imperfecta ejecución (tentativa de delito).

Ahora bien, cuanto se ha comentado hace referencia al supuesto en que lo que se pretende es la extracción de mescalina pura de los cactus. Comoquiera que los cactus pueden ser consumidos directamente con la intención de obtener efectos enteógenos, la posesión de los mismos destinada al consumo ilegal de terceras personas podría dar lugar a la aplicación del Código penal.

Por último, ha de tenerse en consideración la Orden del Ministerio de Sanidad y Consumo 190/2004, del 28 de enero que desarrolla el artículo

42 de la Ley 25/1990, del 20 de diciembre, del Medicamento. Dicha Orden ministerial incluye en su lista anexa tanto el cactus *Lophophora williamsii* como el *Trichocereus pachanoi*. Tanto las plantas incluidas en dicha lista como sus preparados son considerados productos tóxicos y, en consecuencia, su venta al público queda totalmente prohibida para consumo humano. El incumplimiento de esta normativa daría lugar a sanciones por la vía administrativa siempre y cuando no se diera algún acto constitutivo del delito contra la salud pública.

Peligros

No existen peligros graves, porque en realidad no hay cactus venenosos. Lo único que puede suceder es que el consumo de cactus psicoactivos provoque situaciones de riesgo.

Riesgo 1

Algunos cactus se confunden con la família *Euphorbia*. Muchas *Euphorbias* se parecen a distintos tipos de cactus (*Astrophytum*, *Trichocereus*...). Estas plantas contienen un líquido blanco (látex) muy venenoso, denominado también leche de loba, que puede provocar inflamaciones cutáneas y en casos extremos ¡la pérdida de la vista!

Qué hacer

Vigilar, informarse de forma preventiva. En caso de contacto con una de estas plantas que contienen látex, avisar a urgencias. No es posible adquirir por cuenta propia ningún antídoto.

Riesgo 2

Algunos cactus alcaloides (peyote, san Pedro...) suelen tomarse en sobredosis. Se ingieren cantidades excesivas del cactus, bien por desconocimiento o por voluntad propia. Con ello existe el peligro de sufrir una intoxicación de mescalina o alcaloides, que puede acabar desencadenando problemas de hígado o, en casos extremos, producir la muerte por insuficiencia respiratoria.

Las intoxicaciones de mescalina tienen lugar cuando se consume más de 100 mg por kilo de peso corporal. Hasta ahora no se conoce ningún caso de muerte por mescalina tras una toma de dos gramos de esta sustancia. Estas afirmaciones se basan en los resultados obtenidos de la experimentación con animales. Es prácticamente imposible tomar dos gramos de mescalina sólo con el consumo de cactus. Para llegar a esta dosis sería necesario consumir enormes cantidades de pulpa de cactus.

Qué hacer

Medidas de urgencia: avisar al médico y notificar de forma precisa y explícita qué sustancias se han consumido. El médico y el personal sanitario tienen la obligación de mantener en secreto la información facilitada.

Riesgo 3

Un viaje de mescalina puede desencadenar, en personas psíquicamente inestables e inexpertas, una psicosis latente. Sobre este tema no existe todavía documentación escrita (Bergman, 1971).

Qué hacer

Medidas de urgencia: el llamado «Talk-down» (hablar para tranquilizar a la persona, desviar la atención hacia temas cotidianos y restar importancia a la situación). Es preferible que lo haga un consumidor experimentado. Para acabar con el viaje son suficientes entre 10 y 30 miligramos de diazepam, que se adquieren con receta médica.

Riesgo 4

El consumidor sobrevalora sus fuerzas o ignora situaciones peligrosas y pone en riesgo su vida y la de otras personas. Es muy típico, en este estado, pronunciar la frase: «¡Puedo volar...!» que puede llevar al consumidor no experimentado a hacer una barbaridad. Circulan muchas leyendas referentes a la LSD en las que se menciona esta situación.

Qué hacer

Medidas de urgencia: «Talk-down». Si es necesario (con fuerza pero sin hacer daño), proteger al consumidor de sí mismo.

Dosificación de la mescalina

La dosis normal de mescalina oscila entre los 150 y los 1.500 miligramos. La cantidad máxima suministrada a un humano de la que se tiene conocimiento es de 1.500 mg (Fisher, 1963).

Los valores medios de las dosis y sus efectos

50 mg =	afrodisíaco
50 a 100 mg =	dosis efectiva ligeramente psicodélica
100 a 200 mg =	dosis efectiva medio psicodélica
200 a 400 mg =	dosis efectiva normalmente psicodélica
400 o más =	dosis efectiva muy psicodélica

La duración de los efectos depende principalmente del peso corporal, de la preparación y el ambiente y de la sensibilidad general del organismo de la persona. Empiezan al cabo de 1 o 2 horas. Por término medio, una experiencia con mescalina dura de 5 a 12 horas. La droga presenta tolerancia cruzada con la LSD. Los efectos de la mescalina son ligeramente diferentes a los del peyote debido a la presencia en éste de otros alcaloides como la peyotina, que posee efectos sedantes. También se ha señalado que el peyote tiene efectos antibióticos y analgésicos lo que ha hecho que se le dé un uso medicinal por determinadas culturas en que su uso está fuertemente arraigado. La estructura molecular, como se ha señalado anteriormente, es similar a la del neurotransmisor noradrenalina, lo que puede en parte explicar sus efectos psicodélicos.

Otros factores a tener en cuenta

- Los cactus rituales no se deben tomar con otras drogas, ya que es muy difícil predecir la interacción de sus efectos. Además existe tolerancia cruzada con la LSD, por lo que si se toma mescalina y al poco tiempo se administra LSD, ésta no producirá efecto alguno.
- Los cactus psicoactivos pueden provocar, tras su toma, vértigo, mareos y vómitos. Normalmente estos síntomas se dan al cabo de muy poco tiempo. Es conveniente colocar a las personas que pierdan el conocimiento de lado para que no puedan ahogarse con su propio vómito.
- El contenido de mescalina en nuestro cuerpo puede detectarse en la orina y la sangre. En la orina hasta cuatro días más tarde, y en la sangre tras varias horas a un día.
- Es imprescindible conocer bien el producto que se toma ya que no es infrecuente que muchas sustancias que se presentan como psicodélicas no lo sean o estén adulteradas en el mercado negro. Con la mescalina hay que tener especial precaución ya que es un producto difícil de conseguir.
- No intentar recoger cactus para consumirlos sin estar seguro de que se trata de la variedad que se busca.
- No consumir psicodélicos si no se está en buen estado físico o emocional. En determinados casos puede desencadenar cuadros psicóticos. Tomarlas para escapar de un mal estado de ánimo es probable que provoque otro peor.
- Si se está tratando por primera vez con una droga alucinógena, se debe hacer en compañía de alguien experimentado o de una persona que no haya tomado ninguna sustancia.
- Los psicodélicos deben tomarse en ambientes favorables y con la compañía adecuada. Es preferible no tener responsabilidades de importancia hasta al menos 12 horas después.
- Recordar que uno puede sentirse cansado, deprimido y vacío al día siguiente de la experiencia.

- No tomar psicodélicos con el estómago lleno. Es menos probable que se sientan náuseas u otros malestares de estómago cuando éste se encuentra relativamente vacío. Además, con el estómago vacío los efectos se notarán antes y serán más intensos.
- No combinar los psicodélicos con otras drogas. Sin embargo, si los efectos son adversos, en algún caso sería conveniente suministrar algún tranquilizante menor, pero siempre bajo supervisión de un médico.
- Hay que recordar que las drogas alucinógenas, al afectar la percepción sensorial y el pensamiento, hacen desaconsejable el conducir vehículos, realizar actividades que entrañen un riesgo para la integridad física o manejar maquinaria peligrosa.

«...al final ya no tenía conciencia de mi cuerpo.
Era tan ligero ...»

ALEXANDER SHULGIN (1990)
tras tomar 200 mg mescalina

Glosario

Ahilamiento

A consecuencia de un cultivo con demasiada poca luz y un entorno excesivamente húmedo o caluroso. El cactus crece demasiado rápido y sale torcido.

Aureola

Espinas, cerdas o pilosidades que forman en el cactus una almohada pequeña y peluda. En la especie *Mammillaria*, la aureola presenta brotes y flores pequeñas.

Axilas

En la especie *Mammillaria*, ahondamientos entre las verrugas ataviados con pelillos.

Brote

Germinación de las semillas. Momento en el que de la simiente nace una pequeña planta.

Cala

Tejido cicatrizado.

Cephalium

Conjunto de pelos en forma de cepillo. Se distingue entre el *Cephalium* (en la cabeza del cactus) y el *Pseudocephalium* (en la cabeza y los radiales).

Clorofila

Colorante verde que se encuentra en las hojas.

Cristatos

Deformaciones espectaculares que se observan en algunos cactus. No significa que padezcan ninguna enfermedad ni que puedan infectar a otras plantas. Todavía no se conocen las causas de este fenómeno.

Drenaje

Normalmente compuesto por guijarros y/o pedazos de barro que actúan como filtro en el recipiente en el que habita la planta. Sirve para facilitar la salida del exceso del agua de riego.

Espinas

Las protuberencias puntiagudas de los cactus a veces reciben equivocadamente el nombre de «pinchos». Las espinas forman parte integrante de la planta. Las rosas tienen pinchos y se pueden retirar del tallo fácilmente.

Epidermis

Piel exterior que actúa como protección y almacén de agua para la planta.

Epifitos

Plantas que habitan en árboles pero que no son parasitarias. Sus raíces exteriores suelen llegar hasta el suelo.

Grava pómez

Grava de distintos tamaños: de fina hasta gruesa.

Hilum

Parte inferior de la semilla. Hilo de semillas.

Híbrido

Resultado del cruce de dos especies (mestizo, bastardo).

Hidrocultura

Cultivo de plantas sin tierra. Las plantas se mantienen vivas en un material (normalmente bolitas) de barro, plástico o guijarros sumergidos en agua, con lo que la raíz de la planta nunca se seca.

Hidrosustratos

Bolitas de barro, plástico o guijarros que tienen la particularidad de aspirar y dejar ir el agua según sea conveniente.

Látex

Líquido lechoso que se encuentra en algunas plantas. Puede ser de color blanco o marrón.

Monstruoso

Crecimiento salvaje con aureolas y nervaduras; parecido a los cristatos.

Nematodos

Insectos que parasitan y dañan la planta, aunque también existen nematodos que la protegen, al eliminar otros parásitos nocivos como la mosca de la humedad.

Opuntias

Cactus de la especie *Opuntia*, como la chumbera o higuera de Indias.

Ovario

Almacen de semillas que se encuentra en el fondo de la flor de cactus.

Pétalos

Covertura exterior de las flores.

Sepiolita

Sustrato diseñado originalmente como lecho de gatos.

Suculenta

Pulpa grasa. Las plantas de pulpa grasa pueden almacenar agua y utilizarla según su necesidad.

Sustrato

Tierra de la planta. El sustrato proporciona a la planta los nutrientes que ésta necesita.

Testa

Cáscara de la semilla, parte superior de la semilla.

Trasplantar

Trasladar de un sustrato a otro. Una vez los embriones han empezado a germinar, se plantan en grupos de cinco o seis en macetas individuales.

Reorganización de las especies

Especie antigua	Especie actual
Aporocactus	Disocactus
Azureocereus	Browningia
Backebergia	Pachycereus
Dolichothele	Mammillaria
Helianthocereus	Echinopsis
Islaya	Eriosyce
Lemaireocereus	Pachycereus
Lobivia	Echinopsis
Lophocereus	Pachycereus
Machaerocereus	Stenocereus
Monvillea	Acanthocereus
Neoporteria	Eriosyce
Neochilenia	Eriosyce
Notocactus	Parodia
Phyllocactus	Epiphyllum
Pseudolobivia	Echinopsis
Pterocereus	Pachycereus
Solisia	Mammillaria
Sulcorebutia	Rebutia
Trichocereus	Echinopsis
Wigginsia	Parodia
Zygocactus	Schlumbergera

Otras plantas denominadas peyote que se usan en sustitución de éste

Algunos tipos de la especie *Cacalia*
Familia *Compositae*

Algunos tipos de la especie *Senecio*
Familia *Compositae*

Tipos de la especie *Cotyledon*
Familia *Crassulaceae*

Tipos de la especie *Scirpus*
Familia *Lycoperdaceae*

Tipos de la especie *Lycoperdon*
Familia *Cyperaceae*

El tipo *Rhynchosia longeracemosa*
Familia *Leguminosae*

El tipo *Oncidium cebolleta*
Familia *Orchidaceae*

Para más información

Cactus
www.elgarden.com

Cañamo
www.canamo.net

The Peyote Foyation
PO Box 778
Kearny, AZ 85237 - Estados Unidos
leo@Peyote.win.net
www.maps.org/paj/

Entheogene Blätter (Sucesores de *Entheogene*)
Hartwin Rohde
Danziger Strasse, 84
10405 Berlín - Alemania
info@entheogene.de
www.entheogene.de

Multidisciplinary Association for Psychedelic Studies
MAPS Bulletin
2105 Robinson Avenue
Sarasota, FL 34232 - Estados Unidos
info@maps.org
www.maps.org

Markus Berger
www.psychedelic-education.org
markus.berger@entheogene.de

Bibliografía

ABERLE, DAVID F., 1991, *The Peyote Religion Among the Navaho*, University of Oklahoma Press.

ANDERSON, EDWARD, 1967, *Peyote. The Divine Cactus*, University of Arizona Press, Tucson.

BACKEBERG, CURT, 1974, *Wyerwelt Kakteen*, Gustav Fischer Verlag Jena.

——————, 1961, *Die Cactaceae. Handbuch der Kakteenkunde*, Gustav Fischer Verlag Jena.

BERGER, MARKUS, 2003a, *Psychoaktive Kakteen*, Löhrbach: Werner Pieper and The Grüne Kraft.

——————, 2003b, «Im Reich der entheogenen Kakteen», *GaiaMediaNews* 7(2):1+8.

——————, 2003c, «Psychoaktiva III. Mescalina», *Hanf Journal* 10:14.

——————, 2002, «Die Gattung Ariocarpus», *Entheogene Blätter* 6:26-34.

BERGMAN, ROBERT L., 1971, «Navajo Peyote Use: Its Apparent Safety», *American Journal of Psychiatry* 128:6.

BERINGER, KURT, 1927, *Der Meskalinarausch – seine Geschichte und Erscheinungsweise*, Springer Berlin.

BRAGA, D.L. y J.L. MCLAUGHLIN, 1969, «Cactus alkaloids. V. Isolation of hordeninae and N-methyltyramine from *Ariocarpus retusus*», *Planta Medica* 17(1):87-94.

BRUHN, J.G., 1975, «Phenethylamines of *Ariocarpus scapharostrus*», *Phytochemistry* 14.

BRUHN, J.G. y C. BRUHN, 1973, «Alkaloids and Ethnobotany of Mexican Peyote Cacti and Related Species», *Economic Botany* 27:241-251.

BYE, R.A., 1979, «Hallucinogenic plants of the Tarahumara», *Ethnopharmacology* 1:23-48.

CROSBY, D.M. y J.L. MCLAUGHLIN, 1973, «Cactus alkaloids. XIX. Crystallization of Mescaline HCL and 3-methoxytyramine from *Trichocereus pachanoi*», *Lloydia*, 36(4).

FERRIGNI, N.R. *ET AL*, 1984, «Identification of New Cactus Alkaloids in *Backebergia militaris* by Tandem Mass Spectrometry», *Journal of Natural Products*, 47(5) 839-845.

FISHER, G. 1963, «Some comments concerning dosage levels of psychedelic compounds for psycotherapeutic experiences», *The Psychedelic Review* 1(2) 208-218. Reimpreso en WEIL, G.M. *ET AL* (Comps.), 1965. *The Psychedelic Reader*, 149-159,. University Books, Nueva York.

FURST, PETER T., 1971, «*Ariocarpus retusus*, the «False Peyote» of the Huichol Tradition», *Economic Botany* 25:182-187.

————————, y S.B. SCHAEFER, 1998, *People of the Peyote: Huichol Indian History, Religion and Survival*, University of New Mexico Press.

GARTZ, JOCHEN, 2001, *Salvia divinorum - Die Wahrsagesalbei*, Solothurn.

————————, 1999, *Halluzinogene in historischen Schriften - Eine Anthologie von 1913-1968*, Nachtschatten Verlag CH.

GÖTZ, E. y G. GRÖNER, 2000, *Kakteen. Kultur, Vermehrung und Pflege. Lexikon der Gattungen und Arten* (7 Auflage), Ulmer-Verlag.

GOTTLIEB, ADAM, 1977, *Peyote and other psychoactive cacti*, Pub Group West.

GRYM, RUDOLF, 1997a, *Rod/Die Gattung Lophophora* (tschech.-dt.), Bratislava.

————————, 1997b, *Rod/Die Gattung Lophophora – Ergänzter deutscher Text*, Richter-Sukkulenten, Bodenheim.

HAAGE, HANS FRIEDRICH, 1993, *Kakteen*, Ulmer-Verlag.

HAUSTEIN, E., *Kakteen. Lehrmeister Bücherei*, Philler-Verlag.

————————, 1998, *Der Kosmos-Kakteenführer*, Kosmos.

HEFFTER, ARTHUR, 1896, 1898, 1901, «Über Cacteenalkaloide», *Berichte der Deutschen Chemischen Gesellschaft* 20, 31, 34.

———, 1894a, «Über zwei Kakteenalkaloide», *Berichte der Deutschen Chemischen Gesellschaft* 27:2975.

———, 1894b, «Über Pellote: Ein Beitrag zur pharmakologischen Kenntnis der Kakteen», *Naunyn-Schmiedebergs Archiv für experimentelle Pathologie und Pharmakologie*.

HEWITT, TERRY, 1993, *The Complete Book of Cacti & Sukkulents*, Dorling Kindersley Limited.

HOFFMANN, WERNER y H. HAAGE, 1998, *Kakteen zum anbeißen* y *The Cactus-cooking-Package*.

HOFMANN, ALBERT, 1979, *LSD. Mein Sorgenkind*, Klett-Cotta Stuttgart.

HUXLEY, ALDOUS, 1992, *Las puertas de la percepción*, Edhasa, Barcelona.

JACOBS, PETER, 1986, *Auf dem Regenbogen reitet der Tod - Rauschgiftsucht und Drogenmißbrauch*, Verlag Neues Leben, Berlín.

JANZING, GEREON, 2000, *Psychoaktive Drogen weltweit*, Werner Pieper & The Grüne Kraft – Edition Rauschkye.

LEWIN, LOUIS, 1927, *Phantastica*, Werner Pieper & The Grüne Kraft – Edition Rauschkye, Berlín.

MA, W.W. *ET AL*, 1986, «Cactus Alkaloids LXI. Identification of Mescaline and Related Compounds in Eight Additional Species Using TCL and MS/MS», *Journal of Natural Products*, 49(4):735-736.

MCKENNA, TERENCE, 1992, *Die Speisen der Götter*, Werner Pieper & The Grüne Kraft – Edition Rauschkye.

———, 1989, «Plan-Plant-Planet», JointVenture: Werner Pieper's MedienXperimente Löhrbach & Nachtschatten Verlag Solothurn – Der Grüne Zweig 135.

MCLAUGHLIN, J. L., 1969, «Cactus alkaloids. V. Identification of hordeninae and N-methylyramine in *Ariocarpus fissuratus* varieties *fissuratus* and *lloydii*», *Lloydia*, 32(3):392-394.

—————— y A.G.PAUL, 1967, «The cactus alkaloids. II. biosynthesis of hordeninae and mescaline in *Lophophora williamsii*», *Lloydia*, 30:91-99.

—————— y A.G. PAUL, 1966, «The cactus alkaloids. I. Identification of N-methylated tyramine derivatives in *Lophophora williamsii*», *Lloydia*, 29(4):315-327.

MEYER, B.N. *ET AL*, 1983, «Cactus alkaloids. LIII. Coryphanthine and O-Methyl-Candicine, Two New Quaternary Alkaloids from *Coryphantha greenwoodii*», *Journal of Natural Products*, 46(5), 688-693.

MICHAUX, HENRI, 1956, *Misérable Miracle, La Mescaline*, Du Rocher, Mónaco.

MOGROVEJO, J. y Z. YERGROY, 2000, «Descriptions of psychoactive cacti», (*Internet*).

MYERHOFF, BARBARA G., 1976, *Peyote Hunt: The Sacred Journey of the Huichol Indians*, Cornell University Press.

NEAL, J.M. *ET AL*, 1972, «Peyote alkaloids: Identification in the Mexican cactus *Pelecyphora aselliformis*», *Science* 176(9):1131.

—————— *ET AL*, 1971a, «Cactus alkaloids. XI. Isolation of tyramine, N-methyltyramine and hordeninae from *Obregonia denegrii*», *Economic Botany* 25(4):382-384.

—————— *ET AL*, 1971b, «Cactus alkaloids. X. Isolation of hordeninae and N-methyltiramine from *Ariocarpus kotschoubeyanus*», *Journal of Pharmaceutical Sciences* 60(3):477-478.

—————— y J.L. MCLAUGHLIN, 1970, «Cactus alkaloids. IX. Isolation of N-methyl-3,4-dimethoxy-beta-phenethylamine and N-methyl-4-methoxy-(beta-phenetylamine) from *Ariocarpus retusus*», *Lloydia* 33(3): 395-396.

NORQUIST, D.G. y J.L. MCLAUGHLIN, 1970, «Cactus alkaloids. VIII. Isolation of N-methyl-3,4-dimethoxy-beta-phenethylamine from *Ariocarpus fissuratus* var. *fissuratus*», *Journal of Pharmaceutical Sciences* 59(12):1840-1841.

OTT, JONATHAN, 1996, *Pharmacotheon*, Los Libros de la Liebre de Marzo, Barcelona.

PARDANANI, J.H. *ET AL*, 1977, «Cactus alkaloids. XXXVI. Mescaline and Related Compounds from *Trichocereus Peruvianus*», *Lloydia*, 40(6):585-590.

PARNEFJORD, R., 2000, *Das Drogentaschenbuch*, Georg Thieme Verlag.

PIEPER, WERNER, 2002, *Nazis on Speed – Drogen im 3. Reich I + II*, Werner Pieper & The Grüne Kraft, Edition Rauschkye.

————————, 2000a, *Highdelberg. Zur KulturHistoria der Genussmittel-amBeispiel einer berauschenden Stadt*, Werner Pieper & The Grüne Kraft, Edition Rauschkye.

————————, 2000b, *Kurt Beringer und die «Heidelberger Drogenschule» der 20er Jahre*, Werner Pieper & The Grüne Kraft, Edition Rauschkye.

PRESTON-MAFHAM, ROD & KEN, 1995, *Kakteen Atlas – 1094 Kugelkakteen in Farbe*, Ulmer-Verlag.

PUMMANGURA, S. *ET AL*, 1982, «Cactus alkaloids. XLIX. New Trace Alkaloids (Dehydrosalsolidine and Heliamine) from the *Saguaro*, *Carnegiea Gigantea*, and Confirmation by MIKES (MS/MS)», *Journal of Natural Products*, 45: 277-281.

RÄTSCH, CHRISTIAN, 1998, *Enzyklopädie der psychoaktiven Pflanzen*, AT-Verlag.

————————, 1995, *Pflanzen der Liebe*, JointVenture: Werner Pieper's MedienXperimente Löhrbach & Nachtschatten Verlag Solothurn.

————————, 1988, *Lexikon der Zauberpflanzen*, VMA-Verlag.

RAUH, WERNER, 1979, *Kakteen an ihren Standorten*, Parey Buchverlag, Berlín.

REKO, VICTOR A., 1938, *Magische Gifte*. Rausch und Betäubungsmittel der neuen Welt, Stuttgart: Ferdinant Enke Verlag.

ROSS-FLANIGAN, NANCY, 1997, *Peyote*, Enslow Publishers.

ROUHIER, ALEXANDRE, 1927, *Le Peyotl*, Gaston Doin & Cie, París.

ROUSH, R. *ET AL*, 1984, «Search for New Alkaloids in *Pachycereus weberii* by Tandem Mass Spectrometry», *Analytical Chemistry*, 57:109-114.

SCHÄFER, G. y N. CUZ, 1968, *Im Reiche des Mescál*, Synthesis Verlag.

SCHMIDBAUER, W. y J. VOM SCHEIDT, 1994, *Handbuch der Rauschdrogen*, Fischer Taschenbuch Verlag.

SCHULDES, BERT MARCO, 2001, *Psychoaktive Pflanzen*, Werner Pieper & The Grüne Kraft.

SHULGIN, ANN & ALEXANDER, 1997, TIHKAL. *The Continuation*, Transform Press.

————————, 1990, TIHKAL. *A Chemical Lovestory*, Transform Press.

SCHULTES, RICHARD E., 1938, «Peyote: An American Indian heritage from Mexico», *El México Antiguo*, IV, 199-208.

———————— y A. HOFMANN, 2000 (1982), *Plantas de los Dioses*, Fondo de Cultura Económica, México.

SLOTKIN, J.S., 1956, *The Peyote Religion: A Study in Indian-White Relations*, Glencoe: The Free Press.

SMITH, MICHAEL S., 2001, «Sacramental and Medicinal Cacti» (*http://www.cactus-mall.com/mss/*).

————————, 1998, «Narcotic and Hallucinogenic Cacti of the New World», (*Internet*).

SPECKMANN, MARIKA, 1999, *Panindianische Mythologie am Beispiel der Peyote-Religion*, ibidem-Verlag.

SPEIR, W. W. *ET AL*, 1970, «Cactus alkaloids. VII. Isolation of hordeninae and N-methyl-3,4-dimethoxy-beta-phenylethylamine from *Ariocarpus trigonus*», *Lloydia* 33(1):15-18.

STAFFORD, PETER, 1992 (1977), *Psychedelics Encyclopedia*, Ronin Publishing.

————————, 1980, *Meskalin, Peyote und verwandte Kakteen*, Raymond Martin Verlag.

STAMMEL, HEINZ J., 1986, *Das Heilwissen der Indianer – Tausend geheime Rezepturen und ihre Anwendung*, Rowohlt Verlag.

STARHA, R., 1996, «Alkaloids from the Cactus Genus *Gymnocalycium*», *Biochemical Systematics and Ecology* 24(1): 85-86.

———————, 1995, «Alkaloids of *Epithelantha micromeris*», *Fitoterapia* 66(4): 375, Milán.

——————— ET AL, 1999, «Alkaloids of the Genus *Turbinicarpus*», *Biochemical Systematics and Ecology* 27: 839-841.

——————— ET AL, 1997, «Alkaloids from the Cactus Genus *Gymnocalycium* (*Cactaceae*) (Part II.)», *Biochemical Systematics and Ecology* 25(4): 363-364.

STEWARD, O. C., 1993, *Peyote Religion: A History* (Civilization of the American Indian, V. 181), University of Oklahoma Press Anderson.

TAEGER, HANS-HINRICH, 1988, *Spiritualität und Drogen*, Raymond Martin Verlag.

TRENARY, KLAUS, 1997, San Pedro Fanatic Report version 4.0 «Visionary Cactus Guide» (*Internet*).

TROUT, K.,1999, *Cactus Chemistry: By Species*, Better Days Publishing.

———————, 1997, *Sacred Cacti and Some Selected Succulents: Botany, Chemistry and Utilization*, Sedona, AZ: Narayan Publications.

VÖLGER, GISELA, 1981, *Rausch und Realität – Drogen im Kulturvergleich*, Materialband zu einer Ausstellung für Völkerkye der Stadt Köln 7.

VVAA, *Art of the Huichol Indians*, Fine Arts Museums of San Francisco, Abrahams, Inc. Nueva York.

Fotografías
Christian Rätsch, páginas: 15, 19, 42 (abajo), 49, 63, 83, 84, 98, 101, 103, 107, 115, 128, 133, 135, 149, 152, 157, 169, 174, 175, 178, 196, 208, 210 y 211.
Enric Dagà, páginas: 17, 43, 44, 45, 55, 61, 89, 96, 105, 109, 113, 119, 123, 131, 137, 141, 142, 145, 146, 151, 155, 159, 162, 164, 165, 166, 177, 181, 189, 191, 193, 199, 201, 203, 205, 206, 212 y 217.
Markus Berger, página 42 (arriba).
Claudia Müller-Ebeling, página 87.